中医师承学堂

银屑病广汗法治疗心路：
我对"给邪以出路"的临证探索 2

张英栋　著

中国中医药出版社
·北京·

图书在版编目（CIP）数据

银屑病广汗法治疗心路：我对"给邪以出路"的临证
探索 .2 / 张英栋著 .—北京：中国中医药出版社，2014.11（2022.5重印 ）

ISBN 978-7-5132-2114-6

Ⅰ . ①银… Ⅱ . ①张… Ⅲ . ①银屑病—中医疗法

Ⅳ . ① R275.986.3

中国版本图书馆 CIP 数据核字（2014）第 253129 号

中 国 中 医 药 出 版 社 出 版

北京经济技术开发区科创十三街31号院二区8号楼

邮政编码　100176

传真　010-64405721

肥城新华印刷有限公司印刷

各地新华书店经销

*

开本 710×1000　1/16　印张 15.5　字数 233 千字

2014 年 11 月第 1 版　2022 年 5 月第 5 次印刷

书号　ISBN 978-7-5132-2114-6

*

定价　48.00 元

网址　www.cptcm.com

如有印装质量问题请与本社出版部调换　（010-64405510）

版权专有　侵权必究

服务热线　010-64405510

购书热线　010-89535836

微信服务号　zgzyycbs

微商城网址　https://kdt.im/LIdUGr

官方微博　http://e.weibo.com/cptcm

天猫旗舰店网址　http://zgzyycbs.tmall.com

内容简介

　　本书广度、高度、深度兼顾，剖析了诸多问题：如健康与疾病，如遗传与阻断遗传，如人体的根本与疾病的根治问题，如健康的机体及其标志……坐井观天虽深，却失之于眼界太窄；天马行空虽高，而难免流于肤浅；放眼古今中外眼界虽宽，但很多会无法落实。本书作者以银屑病这个临床的疑难病作为一个讨论的支点，以汗作为健康的一个可靠的标记，讨论疾病与健康的诸多问题，既可立足临床，又不失"一览众山小"的眼界；既强调中医理法的重要性，又对于具体应用中涉及的方法、方药、措施、平台、步骤、技巧等诸多细节做了提示，是患者、医者、在校的中西医学生及所有从事与健康相关工作的人士都值得参考的一本书。

序 一
——关键在于思路

已故老中医任应秋曾说:"一个名医的临床,关键在于思路。"有了这个"思路",也就有了疾病辨治的方法。而恰恰是这样的"思路",并不好找。有的人穷其一生难觅其道,有的人费尽心血方窥其门,有的人独辟蹊径得其真理。

也正是这样一个又一个的思路,使得历代医家发皇古义、融会贯通,推动了中医学的百家争鸣和繁荣发展,创立了不同的理论观点和治疗法则,使中医的学术有所突破和发展。

"汗法"本为中医治病第一大法,金元四大家之一张从正临证发挥之后,后世医家虽小有发展,但应用在皮肤病的治疗中并不多见。而山西中医学院附属中西医结合医院青年中医张英栋把银屑病作为自己的主攻方向之一,继承前贤的精粹,承古而不泥古,创新而不离宗,在临床上大胆探索、勇于实践、善于总结、勤于思辨,创立"广汗法"治疗银屑病,倡导"给邪以出路",使"法贵乎活""效贵乎捷",邪去而正复、汗出而病愈,不仅在临床上使广大患者受益,也为中医辨治银屑病开辟了一条新的思路,在门诊上患者"一号难求"。《中国中医药报》为他开辟"理法与临床"专栏连续刊登其学术观点,这是对他这种"思路"最大的认可和拥护。

明代大医学家赵献可说:"术可暂行一时,道则流芳千古。"而本书就是张英栋治疗银屑病的临证心悟和理论升华,也是张英栋对

1

"广汗法"这个治疗思路的整体阐释，更是张英栋对中医整体观的深入思考。他用浅显的语言、生动的事例讲解深奥的道理、治病的机理，是一本不可多得的中医理论读物和健康科普读物。

乐之为序！

山西中医学院博士生导师

张俊龙

2014 年 10 月

序 二
——由医及道，以道驭术

英栋第二部银屑病专著告成，嘱我作序，通读全文，感觉较之《经方治疗银屑病心法》更好。

每个人投身医学的缘由各不相同，而由医学所获得的快乐则大致不出以下几种：一为治愈疾病；二为认识人体；三为探索天道。英栋三者兼有，且有侧重，正如其所说，必由一点突破，之后万法皆通，颇有禅宗风范。

英栋思考问题的出发点是传统的，始终立足于人与自然。他主张人应该顺天、主动、稳态、和缓——人与自然的关系应该是主动地顺应，积极地缓冲，保持身体的稳定，适应自然的变化时不是一味地盲从，而是进行局部的、必要的调整。

汗是人体自然机能的一部分，是人体健康的窗口之一，基于此，在多年持续钻研"广汗法"的基础上，英栋进一步提出"从健康论治银屑病"的概念，立足于中医整体观，不止期于近效，更将患者的健康纳入其生命历程去评判，可以说对自己提出了苛刻的要求。应该说：在当前的医疗环境下这确属难行道，而又是每个医者时时感受到的在背芒刺——许多时候，医疗行为的风格、评判并非医患双方所能决定。然而作为医生，又怎能无此追求？

立足于健康，这是治疗的策略问题而非方法、技巧。治疗从根本上来讲应该是让病人越治越不容易得病、越治病越少的，单纯追求快速解除症状是不应该受到鼓励的（立足长效，可以求速效，速效有的时候可以给患者好的心理支撑），除非有其他更严重的后患或者生命危险。

英栋的为人侠肝义胆，英栋的学问大开大阖，同道读其文可知其人。英栋的学问无疑与伤寒密切相关，非常相似，但银屑病不同于伤寒，伤寒多数六七日愈，十一日不了了者已属少数。伤寒六经病可以覆杯即愈，但银屑病常需更长的时间，二者确乎存在区别。

除了强调汗，英栋也强调人体阳气要常常处于固秘状态，才能益寿延年。处于"阳气内蒸"的状态，实际是体用的"用"，是消耗状态，当为一过性的治疗手段，而非长久之计。"广汗法"可以说是病时的大法，而外观无病之时，是否"藏"才是当务之急呢？在固护阳气之体和伸张阳气之用之间权衡，是很大的难题。

英栋强调：遗传决定了疾病的易感性，得过银屑病的人，或者银屑病患者的子女，以及在治愈后防止银屑病复发的人，防治关键点就在是否能保持正常的出汗上。作为患者也许会感叹：一生如此，不亦累乎？佛家讲：汝今能持否？因为惰性，很少人会主动地修炼。但是有了银屑病，就有了一个修炼的契机，一个关注自身健康的契机。如此，把自我治疗视为修炼，不是被动地去病，而是主动地修行，一生如此，不亦乐乎？

治疗银屑病要"忘了病，关注汗，着眼健康"。在临床上得正汗确实不易，而既往得愈者不在少数，久未复发者也不在少数，患者是否有持续正汗出的过程，需要大家关注。

从健康论治银屑病需要注意两点：其一，"阳气内蒸而不骤泄"；其二，强调患者的参与。

"阳气内蒸"是治疗所有顽固难治疾病的总治则，不仅针对湿邪致病的银屑病是法宝；针对其他邪气致病——特别是久病者，"阳气内蒸"都有纲领性的指导意义。它实际包括两大要点：①正气蓄积；②通路清扫。这均秉承了《内经》以来中医外科的心法：正气要到皮肤，外达皮肤才能愈病。而把银屑病的治疗目标从皮损消失转变为"得正汗"仍是英栋银屑病治疗体系的关键。与此相关的"广汗法""泛汗法""广下法"让人百读不厌。

强调患者的参与是英栋的重要见解，银屑病的发病诱因甚多，单单给予医药无法全面覆盖；唯有调动患者的参与，才能处理更多的方面，给银屑病的治疗扫清障碍。

我关注银屑病多年，每见英栋新作，则道我所欲言。书中虽有诸多细节可以继续深入探讨，但已堪称关注大道、激发灵感的好书。对于银屑病这样一个新的独立病种，天地广阔，任由大家驰骋，正如英栋所说：与西医规模化发展相比，中医"单打独斗"的模式显得有些势单力孤，中医可以不再单打独斗了。我深以为然，是为序。

首都医科大学附属北京中医医院

张　苍

2014 年 10 月

自 序
——忘了病，关注汗，着眼健康

一位同道读了我的第一本银屑病专著，给出了我认为不错的评价："如果脑子里只有'银屑病'，那么你可能永远学不会、也治不好'银屑病'。如果你真的能站在……高度了，你治愈的又何止是'银屑病'或者'什么病'呢。"

平常讲同道的时候，往往是出于客气。

而这次讲同道，与客气无关。

感谢这位同道的评价，让我清醒地意识到我以一个病作切入点来阐述整个医学、整个人体的努力是可以被他人认同的。

对每一种疾病的认知和诊疗都与整个医学的发展水平息息相关。

从我对于银屑病的认识出发，我意识到医学应该是讲道的，说白了就是要从思维、思想的高度来时刻修正医学的努力方向。

20 世纪末，一些有识之士发起了《医学目的再审查》的国际研究计划，之后世界卫生组织（WHO）在《迎接 21 世纪的挑战》报告中指出："21 世纪的医学不应继续以疾病为主要研究对象，而应当以人类健康作为医学研究的主要方向。"21 世纪到了，医学变了吗？变得更重视"人类健康"了吗？如果让我的患者们来回答这个问题，他们一定会说：变了。至少他们越来越重视自己的整体健康了，而不是病。

对每一种疾病的认知和诊疗都应该回到"人"来讨论。

我们不是不可以讨论病，但是一定要时刻记住：病只是人不健康后的一些表现的集合。重点应该回到：人为什么不健康？如何可以恢复健康、保持健康？而不是喧宾夺主，把努力的方向放在发现疾病、解释疾病、宣传对疾病的恐惧和控制、掩饰疾病的症状上面。

关注疾病的医学更重视疾病的程度，于是各种各样的化验指标貌似很科学。

关注人体的医学更重视健康的感觉，于是主观评价的人体指标同样很客观。

忘记"银屑病"的病，关注正常的汗，让我尝到了"以人为本"、不着力于治病而病自治的甜头。

关注汗，在中医典籍中找到的无穷无尽关于汗的描述，不外乎广汗法所提示的遍身、微汗、缓和、持续四个方面，让我体会到"致中和"、无过无不及的中医真谛。

忘记病，不是不关注病症的痛苦，而是给病症的痛苦更准确的定位。兼顾长效与速效是最好的选择，但是在不能兼顾的时候，宁可牺牲速效，不可牺牲长效。

这些原则可归纳为临证常说的三句话"精神好不好""出汗匀不匀""皮损薄不薄"，这就是银屑病的疗效评价阶梯。这些已经在一些患者的心中生根发芽，有的已经结出了丰收的果实。

从正常的出汗开始，眼界逐渐扩展到正常的大便、正常的小便、正常的月经、正常的唾液……这些人体的分泌物、排泄物及其通道，只要配上"正常"二字，便顿时光芒四射——因为一配上是否正常的判定标准，它们便成为了人体健康的晴雨表，成为健康医学的人体指标。它们会带着我们离疾病的指标越来越远，而离健康的距离越来越近。

从正的角度讲，这些分泌物、排泄物及其通道都是人体恢复正常秩序的一个窗口。

　　从邪的角度讲，这些分泌物、排泄物及其通道本身就是"给邪以出路"的邪和路所在。

　　忘了病，关注汗，只是一个起点。

　　在研究人体的生命、健康和疾病的道路上没有终点，我会一直走下去，顺着正确的起点所指引的方向……

张英栋

2014 年 10 月

前　言
——银屑病从汗治

银屑病准确说是一种从形态命名的疾病。从这个角度来讲，机理不明，于是治疗也是"头痛医头，脚痛医脚"式的对症治疗。

但是单纯的对症治疗往往会伤及人，进而使疾病的治疗进入到恶性循环的怪圈——越治身体越乱，身体越乱症状会越重，症状加重会导致使用更多的对症治疗的方法。

如何从对症治疗的怪圈中摆脱出来呢？

笔者找到了汗——银屑病治疗的金指标。

银屑病皮损上不会出汗是共识。如果皮损由不会出汗变得像正常皮肤那样会出汗了，便是治好了。如果能保持正常的出汗，并且将身体调整好，让身体自动地保持在一种正常出汗的状态中，那么，银屑病就会治愈，并且不会复发。这就是银屑病治疗以汗为指征的意义所在。笔者将这种以得汗为目标的治疗方法命名为"广汗法"，意在只要能够得汗的方法都可以应用，这与用辛散的方药治疗表证的"汗法"是不同的。"汗法"是一种治法，而"广汗法"是以得汗为目标的所有治法的统称。

把银屑病的治疗目标从皮损消失转变为"得正汗",为治疗银屑病找到了一条更新颖、更容易与中医基础理论相连接的道路。把中医"汗法"从发汗拓展为以得汗为目标的"广汗法",使中医的治法理论更容易落在实处,也更容易让中医同行之间、中西医之间及医生和患者之间的讨论落到实处。

张英栋

2014 年 10 月

引　言
（美人鱼的春天——一则寓言谈汗、 健康、根治、银屑病）

夜幕降临，星星像寒冰一样闪烁，屋里格外阴冷。

就在这个冬天的夜里，三个姑娘——西南的成艺、华东的苏佳和南方的南冰都做了一个相似却又不同的梦：在梦中，她们自己变成了美人鱼，很多的鳞片被冰冻结了……

［提示：①银屑病，俗名牛皮癣，银屑病皮损镶嵌在人的体表，酷似海面上的冰。②南方气候相对温热一些，所以一般人觉得南方少银屑病，可是南方的冬天特别是夜里更加寒冷、潮湿，夏季使用空调（"人造冬天"）多，所以南方的银屑病患者不少。③文中人物名字——成艺、苏佳、南冰隐含了甲、乙、丙，意在说明银屑病的普遍。据保守估计，中国银屑病病人超过800万，并且还在快速增长，所以对于此病的防、治、根治的原理探讨应该引起广大医务人员的重视。]

成艺的梦： 她变成了美人鱼，身上很多鳞片结成了冰，厚厚的，僵硬的。冰冷的海水包围着她，体内也是寒气笼罩。她打着寒战，想摆脱那镶嵌在体表的冰。她狠狠地抓了一下，冰纹丝不动，鳞片上却抓出了一道血痕。她感到痛苦、无奈。"要有一池热水就好了……"她祈求着。

1

上天似乎听到了她的心声，冰冷的海水中突然出现了一个"特区"——海水冒着蒸汽，海上面的天空轮转着十个太阳。"海中为什么会突然变出座火焰山？"她只略微想了一下，就迫不及待地投入了这片"沸腾海"。也许她本该多想一下的……但是那海中的沸腾对她的诱惑太大了——冰遇到火一定会被迅速融化的——"抓住眼前的美丽"，这种思想让她的头脑变得很热。

　　好舒服啊，寒冰很快被融化，鳞片在十个太阳下，闪耀着光泽，她幸福地抚摸着自己的"皮肤"，那是如此光洁、美丽。

　　但好景不长。很快美人鱼觉得乏力，几乎要窒息，皮肤变得干燥，几乎要裂开。她突然想起后羿射日的故事：传说中的十个太阳不是被后羿射掉了九个，人们才可以温和而长久地生活吗？为什么自己又回到这十个太阳的"沸腾海"里了呢？

　　她不敢再想，只想快点离开。几乎用尽最后一点力气，她摆动着已经干涸的身体离开了"沸腾海"。终于，她再次被冰冷的海水包围。很快，冰又回来了，美人鱼痛苦的泪水扑簌簌地落在皮肤上，所到之处都化成了冰。经过火的打劫，她体内原本的那点温度也受了伤。

　　冰更厚、更坚硬了，她恐惧了、绝望了！成艺的梦被这惊悚吓醒了！

　　（提示：长期用高温的方法，如蒸汽浴、光疗等治疗银屑病，是对症而伤人，治标而害本，不可以其有效而用之，特别不可以长期反复使用。治疗的最终目标是"温和而长久地生活"，而不是一曝十寒。）

　　苏佳的梦：她变成了美人鱼，身上很多鳞片结成了冰，厚厚的，僵硬的。冰冷的海水包围着她，体内也是寒气笼罩。她打着寒战，想摆脱那镶嵌在体表的冰。她狠狠地抓了一下，冰纹丝不动，鳞片上却抓出了一道血痕。她感到痛苦、无奈。"难道这个世界上没有一种灵丹妙药可以拯救我吗？"美人鱼抱怨着。

麦德科赛思公主披着雪花，手里斜握着寒冰杖，乘坐着雪白的冰马车，在冰雪仙女的簇拥下出现了。美人鱼知道她是海王塞斯的公主，海王的思想和威严已经牢牢地控制了她周围所有的海面，莫非海王的公主会给她带来什么福音吗？她欢呼着跃出海面，努力而紧张地表达着自己的礼貌："公主殿下，您能帮助我把身体上的冰去掉吗？我是您父王治下温顺的臣民，我将终生感谢您，请赐予我美丽……"麦德科赛思公主没有说话，只是示意一下随行的侍卫麦德森。麦德森取出一个精致的匣子，拿出了一粒精致的片状物，优雅地抛向了美人鱼。

美人鱼张大娇俏的双唇，接住了海洋公主赐予她的灵丹。奇迹迅速出现了：冰块齐刷刷地脱落，光滑的皮肤在霞光的映照下如绸子一般。她兴奋极了，她要给天神宙斯写信，她要让奥林匹斯诸神都知道海洋公主的功德。

但美丽却维持得那么短暂，短到没有给她留出写信的时间。

美人鱼感到了从未有过的寒冷，原先的冷在鱼鳞，而这次冷得毛骨悚然、牙齿打战，冷得她不得不放下写信的笔，冷得她无暇顾及在镜子里看鱼鳞的美丽……彻骨的寒冷再次包围了她，冰又出现了，更厚、更坚硬了。

美人鱼突然想起奶奶曾经告诉过她，有一类打扮得光鲜的人并不可信，她们是巫师变的，目的是用貌似神奇的巫术改变你自然的生命、改变你自由的生活，然后控制你、左右你……

莫非，麦德科赛思公主和海王塞斯，还有麦德森侍卫他们，都是传说中的"巫婆"变的？想到这些，美人鱼鸡皮疙瘩起了一身。

苏佳的梦被自己大胆的想法给吓醒了！

（提示：无论看起来多么"科学"的方法和药物都需要经过自己的思考和分析，最忌"病急乱投医"。银屑病的治疗不在有效或无效，而在有理或无理、有长效或没有长效。所以不建议用可以取得快速效果、但从理论上认为不能根治的西药。破坏了身体的自愈能力，就会离根治越来越远。）

南冰的梦：她变成了美人鱼，身上很多鳞片结成了冰，厚厚的，僵硬的。冰冷的海水包围着她，体内也是寒气笼罩。她打着寒战，想摆脱那镶嵌在体表的冰。她狠狠地抓了一下，冰纹丝不动，鳞片上却抓出了一道血痕。她感到痛苦、无奈。"冬天到了，春天还会远吗？到了春天我的身体便会变得温暖，春水会融化掉我体表的冰，春风可以升高我体内的温度。但是，我的春天在哪里呢？"美人鱼盼望着。

她一边游，一边寻找，一边思考："坐以待毙是注定找不到春天的。胡乱的尝试可能只会伤害自己的身体，让皮肤更糟。即使有短暂的效果，对于长久的美丽又有何益？我可以一边安全地努力，一边积极地寻找。找到正确的方向，春天就一定能够找到。"

想到了这些，她放下了焦躁，开始关注身旁的风景，也做些有益他人的事情——白天她会去帮树、帮虾、帮草，晚上她会点起篝火，一边温暖自己的身体，一边数天上眨眼睛的星星。日子一天天过去，土地伯伯被她的有益他人之心打动，不仅给她介绍了一些可以吃后让身体发热的药草，还告诉她在阳光下沐浴可以让身体变得暖和。

在漫长的寻找过程中，她学会了融入自然、爱护自然，并且用心去创造更好的自然。

有心人天不负。有一天她游着游着，前面出现了一片芳草地：莺飞蝶戏，绿树成荫，鲜花向她招手。"这莫非就是我要找的春

4

天？"她欣喜地亲吻洁白的茉莉花，泛红的皮肤映照着和煦的阳光。

这似乎又不是自然界的春天，身体外还是那片海，只是慢慢变得温暖……体内流淌着温暖的血液，心中荡漾着温和而持久的光明……

南冰的梦不是被吓醒的。

春天的钟声唤醒了南冰……

（提示：治疗——特别是对系统病、疑难病的治疗——离开患者的觉悟是不可能成功的。患者首先需要找到正确的方向，其次需要付诸努力并坚持下来，这些都需要医生的引导和鼓励。只有认识到药物的作用是有限的，真正要靠的是自己，才能不仅达到症状稳定消失的目标，而且不会复发。治疗的目标是健康，离健康越近，就会离疾病越远！）

不仅南冰在梦中听到了春天的钟声，被惊醒的成艺和苏佳也都听到了春天的钟声。

春天的钟声响了，钟声里还飘扬着孩子们的歌声：

"春天的风吹醒五彩的梦，

春天的雨送走干枯，播撒温润，

春雷可以响在自然界的寒冬，

春花可以傲然遮挡秋季的风，

春天是希望的种子，在四季里发芽，

春天是温柔的坚持，背起阳光前行。

四季如春不靠大自然的恩赐，

春雨温润，融化身体的冰。

春天的梦啊，在哪里？

在你的心中，

春天的雨啊，在哪里？

在你的手中

......"

[提示：春天比喻的是一种温和的自然疗法，不是指自然界的春天。"温润自然疗法"的深层含义就是在患者的身体内建立一种常态的、稳定的、温暖的内环境，让"冰"（牛皮癣皮损）没有机会再长——这也就是根治的秘密。]

目　录

上篇　汗路是邪的出路，正常出汗是"给邪以出路"

新大禹治水

　　——预先疏通、使邪有出路 ………………………………………… 3

患者笔下的"广汗法" ……………………………………………… 4

二便与汗，通之手段 ……………………………………………… 4

测汗

　　——用汗来测疗效和健康 …………………………………… 6

白汗

　　——银屑病皮损本身就是一种出路 …………………………… 7

"汗出……不能发黄"的启示 …………………………………… 8

发汗不彻转阳明 …………………………………………………… 10

是否懂"给邪以出路"可以为镜

　　——鉴别疾病医学和健康医学 …………………………………… 11

郁闭无汗冰与胶 …………………………………………………… 13

"欲解时"

　　——表面看起来的病重也许是好兆头 ……………………… 15

一年四季与汗出稳态 ……………………………………………… 17

速去其邪，以存正气 ……………………………………………… 19

感冒发热是邪路，误治堵路致"牛皮" ………………………… 20

珍惜发热这条邪路 ………………………………………………… 22

感激发热·······················24

以汗为镜，给人体修门·······················25

"阳气内蒸而不骤泄"与"微似有汗"·······················27

蒸馒头

    ——止汗才会阳气内蒸 ·······················29

散结通郁可得汗

    ——痤疮治疗的启示 ·······················30

寒凉药也可得汗·······················31

头部银屑病与温通得汗·······················32

将汗之痒·······················34

"将汗"时的护理

    ——微则发易，甚则发难 ·······················35

羊肉汤热服可防银屑病复发·······················37

酒温营卫可促汗，百药之长善散邪·······················39

远离阴暗，拥抱阳光·······················41

出汗的地方也可出"白汗"

    ——银屑病是汗的另一种形式 ·······················43

急汗热服，缓汗温服

    ——脉沉不解者，先缓后急 ·······················44

速汗与长汗·······················46

外汗与内汗·······················47

无感温度

    ——泡澡得正汗的关键 ·······················49

内外夹击融"冰山"·······················51

得汗不止于药

    ——名医张子和的故事 ·······················52

湿去气通自然汗解·······················53

止汗也是广汗法·······················55

"辨不可发汗"篇的启示 ·· 56

大汗微汗，不可偏执 ·· 58

中篇 汗是健康的一扇窗，围绕健康说根治

从系统理论解读汗对银屑病防治的重要性 ················ 63

如何运动才能健康出汗 ·· 64

根治银屑病须改变体质 ·· 66

治病可以不说"邪" ·· 68

不止于药不离于药 ·· 70

人类应该珍视出汗 ·· 72

汗出可遍身的现代科学依据 ···································· 73

健康的汗与健康的大便 ·· 74

切忌局部大汗

　　——"衣里冷湿，久久得之" ························ 75

光疗、汗蒸多为劫汗 ·· 76

小儿银屑病治疗的思考

　　——发热，出疹，过敏，治疗 ···················· 78

银屑病根治很现实

　　——病"必求于本"治 ···························· 83

"疮家"可不可汗 ·· 90

并非承气汤、四逆汤发汗 ·· 91

夏日如何穿衣可"微汗遍身" ·································· 92

"多穿"如何理解应用才能够健康 ···························· 94

开流截源，银屑病才会不复发 ·································· 96

皮损是健康问题的信号，治疗需"先安内" ·············· 97

春天"发"病，当从"发"治 ·································· 99

秋宜下与病宜汗 ·· 101

秋冬养皮肤，少洗多抹油 ···································· 102

夏季养生保健康，日晒在外须知汗⋯⋯⋯⋯⋯⋯⋯⋯⋯⋯⋯ 104

自愈与健康医学⋯⋯⋯⋯⋯⋯⋯⋯⋯⋯⋯⋯⋯⋯⋯⋯⋯⋯⋯ 106

积累健康还是疾病⋯⋯⋯⋯⋯⋯⋯⋯⋯⋯⋯⋯⋯⋯⋯⋯⋯⋯ 108

"活子时"

　　——"阳气者，静则养神"⋯⋯⋯⋯⋯⋯⋯⋯⋯⋯⋯ 109

以健康为目标，根治银屑病

　　——兼评《健康学概论》⋯⋯⋯⋯⋯⋯⋯⋯⋯⋯⋯ 111

下篇　从医患互动，探究汗与自愈

神奇的锻炼⋯⋯⋯⋯⋯⋯⋯⋯⋯⋯⋯⋯⋯⋯⋯⋯⋯⋯⋯⋯⋯ 117

精神上的压力没有那么大了⋯⋯⋯⋯⋯⋯⋯⋯⋯⋯⋯⋯⋯⋯ 118

那时的我们，不懂得怎样呵护孩子⋯⋯⋯⋯⋯⋯⋯⋯⋯⋯⋯ 119

病情当时能好转，为什么一停药就反复⋯⋯⋯⋯⋯⋯⋯⋯⋯ 123

见到张大夫，希望就转为信心⋯⋯⋯⋯⋯⋯⋯⋯⋯⋯⋯⋯⋯ 123

创造一片乐土，自己不再歧视自己，治愈便不再遥遥无期⋯⋯⋯ 124

汗，让我不再盲目⋯⋯⋯⋯⋯⋯⋯⋯⋯⋯⋯⋯⋯⋯⋯⋯⋯⋯ 125

谁说银屑病患者必须戒辣椒，戒羊肉，戒酒啊⋯⋯⋯⋯⋯⋯ 126

小儿银屑病可以速愈⋯⋯⋯⋯⋯⋯⋯⋯⋯⋯⋯⋯⋯⋯⋯⋯⋯ 127

离健康越近，离疾病越远；改变始于一念，坚持方能致远⋯⋯⋯ 128

银屑病患者三大防骗秘籍⋯⋯⋯⋯⋯⋯⋯⋯⋯⋯⋯⋯⋯⋯⋯ 130

"梅花鹿"和"佛教徒"

　　——安顿好你的心神　⋯⋯⋯⋯⋯⋯⋯⋯⋯⋯⋯⋯ 133

苏嘉系列小故事⋯⋯⋯⋯⋯⋯⋯⋯⋯⋯⋯⋯⋯⋯⋯⋯⋯⋯ 138

附篇　宜放斋中医笔谈

（一）放眼中医 ·· 151

　中医可以不再"单打独斗" ····························· 151

　中医界要重视工具的创新 ····························· 153

　学中医需"早临床" ····································· 155

　涵盖百法的"时－人－病－症"辨治框架 ············· 157

　理性对待各家之偏 ····································· 160

　临床医生要客观认识自身之偏 ······················ 164

　中医理法为重，不可仅凭方药 ······················ 165

　立足整体不能忽略局部治疗 ·························· 167

　"证"的历史只有60多年 ···························· 169

　"随症治之"并非中医主流 ·························· 175

　了解西医的历史，可以更好地思考中医 ··········· 178

（二）静悟人体 ·· 182

　阴在下，阳之守也 ····································· 182

　三阳易治三阴难 ······································· 183

　痤疮辨治宜首分阴阳 ·································· 184

（三）还原《伤寒论》 ·· 187

　《伤寒论》"心中懊恼"分析 ························· 187

　《伤寒论》第53条桂枝汤作用为"和卫" ··········· 189

　《伤寒论》第273条"自利益甚"初步分析 ········· 191

　《伤寒论》"炙甘草"当用炒甘草 ················· 192

（四）深究方药 ·· 194

　炒甘草大量为仲景原意 ······························ 194

　甘草大量并非"中药西用" ·························· 196

"久久"用甘草辨 ···················· 197

从甘草用量及腠理、邪气对比看《伤寒论》解表三方 ········ 199

山楂味酸，可治胃酸 ···················· 204

陈皮治白苔需大量 ···················· 205

露蜂房外用开郁散结 ···················· 207

硫黄内用补火热，外用散寒凝 ···················· 210

附：最珍贵的，都是免费的 ···················· 215

汗路是邪的出路，

正常出汗是『给邪以出路』

新大禹治水

——预先疏通、使邪有出路

大约在 4000 多年前，经常洪水为患，冲毁庄稼、房屋，人们无法安居乐业，当对于水的泛滥无法忍受的时候，大家想到了治水。帝王命令大禹的父亲鲧负责治水。鲧采取"堵"的方法，哪里有水要出来，就用土来堵，最初有些效果，水的确不从堵了的那个地方出来了。但很快出现了新情况，水从这里堵了，会从另外的地方涌出来。鲧领着大家东奔西跑，今天堵这里，明天堵那里，"堵"了很久，水患丝毫没有减少。人们每天忙着堵，却时刻在担心着，明天哪个地方又会被洪水冲开呢？

看来堵的方法是有问题的。

鲧治水失败了。后由其独子大禹主持治水。大禹接受任务后，没有急着去领大家盲目地干活，而是冷静下来思考："水为什么会泛滥呢？如何又能不泛滥呢？"想来想去，终于想明白：水泛滥是因为水没有出路，如果水要从这里出来，你堵了，是不从这里出来了，但它要出来的趋势并没有改变。如果能给水找更多的出路，在水积聚成洪水之前就给它疏导了，是不是就不会再发生水患了呢？道理想通后，大禹开始大刀阔斧，改"堵"为"疏"——"治水须顺水性"，水要出来，千万不能给它憋回去，如果憋回去，洪水就会组织更有力的进攻。大禹组织人把原先淤积不通的河道全部疏通好，这样当水到来时就能更顺利地疏导，不至于聚成洪水。

大禹治水 13 年，终于完成了名垂青史的大业。它治水的思想——预先疏通、给水患以出路，也给了后人无穷无尽的启迪。

患者笔下的"广汗法"

某日收到一陌生患者信息："偶做登山运动，持续发汗，病呈缓解状，屡试不爽，遂寻找其理论，得广汗法，拜读，深感其妙。"

笔者对此做一解读：

① "广汗法"之广对于患者的意义在于改变其仅仅依靠药物的思路；对于医者的提示在于取汗之法不止于发汗一途。治疗的主体是患者而不是医生，只有患者主动地寻找适合自己的方法，医生才更容易帮助他们，比如此患者偶然找到的登山法。其他如日晒法、泡浴法、吃发物喝温酒法等，等待患者去开悟。

② "持续发汗"之中，更多的患者看到的是"发汗"，但更应该重视的是"持续"。"持续"与笔者反复强调的广汗法之"一时许"同义，与笔者提倡的"低强度长时间运动，一滴汗出遍全身"中的"长时间"同义，大家需要耐心领会，付诸实践，并且不断修正。

③ "病呈缓解状"是疾病被治好了吗？不是。我们绝不能满足于病情缓解，治疗的目标应该是远离疾病、靠近健康。从健康到疾病分四种状态：健康、亚健康、亚疾病、疾病。"缓解"最多是亚疾病状态，如果想离疾病越来越远，就需要更细化的知识系统和重获健康的智慧。

笔者回复："好样的，继续努力，建立体内健康新秩序。"

二便与汗，通之手段

叶天士《温热论》云："热病救阴犹易，通阳最难……通阳不在温，而在利小便。"提出了治疗湿热病的大法，通阳不在于用温热药，而在于分消宣化，通利小便，使三焦弥漫之湿得以从膀胱而去，阴霾湿浊既消，则热邪易透，阳气得通。

银屑病病机中存在热是必须要面对的问题。无论是表闭生郁热、郁热招外感，还是湿郁化热等，只要有银屑病皮损的形成，便脱离不了热郁于里的病机，便不能忽视热的存在。即使舌脉中毫无热象，皮损表现也是纯寒无热象的，在用热药的同时也一定要随时留意银屑病病机中热的变化。纯寒无热只能说明热潜藏得更深些，尤在泾所说"积阴之下，必有伏阳"所指大概就是这种情况。

笔者重视"温通发散汗"的思路治疗银屑病，与温病须重视治郁相仿。温病有"初起恶风寒者，桂枝汤主之"（见《温病条辨》）的治法；刘河间有"夫辛甘热药，皆能发散者，以力强开冲也。然发之不开者，病热转加也"的结论，病变初起，瞄准"力强开冲"的时机，把握好力度，确可事半功倍。重视温散与承认银屑病病机中存在热并无矛盾，《内经》有言："火郁发之。"擅长治疗热病的刘河间在《素问病机气宜保命集》中说"小热之气，凉以和之；大热之气，寒以取之；甚热之气，汗以发之"，也说明了得汗之法在治疗热病中的价值。

仲景认为湿热外发治疗的方药足以补温病学"通阳"之不足。黄疸为内有湿热而发于外者。仲景治疗黄疸的方剂中麻黄连翘赤小豆汤、栀子柏皮汤和茵陈蒿汤颇有代表性。麻黄连翘赤小豆汤为汗法，栀子柏皮汤为利小便法，茵陈蒿汤为通大便法。

叶天士所云"通阳"之意的核心不外乎给湿以去路，并且在祛湿的同时不可助热，仲景之法足资参考。将"通阳不在温，而在利小便"改为"通阳不在温，而在便与汗"，意在广开祛湿邪的思路，更好地顺应人体排邪的趋势。将只依赖于利小便的通阳之法扩充为依赖于所有排邪通道的通阳之法，将更有利于临床治法的综合应用。

5

测　汗

——用汗来测疗效和健康

测汗是由叶天士首先提出的。

《吴医汇讲·温证论治》中有"热病……救阴不在补血，而在养津与测汗"之语。王孟英收入《温热经纬》时据种福堂本删除多字，改为"救阴不在血，而在津与汗"，所以"测汗"之说并不为人熟知。

王氏删字本意已经无从考证，但王氏此举却让一种重要的临证思路与中医界失之交臂。

应该说，叶氏"测汗"之说代表的是一种更直接的、更容易为大众理解的中医临床理论。在中医需要与西方科学对话的今天，"测汗"说所代表的中医临床理论将更能显示出其独特的价值。

测汗是什么意思呢？就是"测以汗""以汗测之"。是以观察有没有得汗来达到验证治疗措施的目的。治疗方向是否正确，治疗是否到位，需要一个明确的指征。叶天士发现，汗便是这个指征，故需要检测出汗，简言之为"测汗"。

测汗之"汗"把中医传统意义上八法之一汗法的发汗转化为验证治疗是否有效的标志。治疗后得汗，便验证了治疗的正确；反之，治疗后没有得汗，便证明治疗是错误的，或者方向正确但方药尚不到位。

叶氏所说的"测汗"就是我所讲的"广汗法"。用赵绍琴先生的话来说就是"汗之，是目的，不是方法"。

章虚谷说："热闭营中，故多成斑疹。"温病学的斑疹理论同样适用于银屑病皮损形成的解读。银屑病患者体内有热已是医界共识，而银屑病皮损处无汗也是有目共睹的。具体是先有无汗还是先有热？是如《素问·玉机真脏论》所言"风寒客于人，使人毫毛毕直，皮肤闭而为热"，还是如杨栗山所说"里热郁结，浮越于外也，虽有表证，实无表邪"，都可以先不必追究。风寒需要得汗而解，而如叶氏所言温病也需要"测汗"来明确是否已解（温热病"测汗"直接称之为"解而汗出"当更容易理解）。看来，从"汗"来解读疗效还可以回避寒温之争。

"汗"是直观的、客观的指征，"得汗"是中西医学都可以承认、可以顺畅沟通的临床路径。判断疗效（包括近效和长效）选择这样的客观指征，容易让患者信服，容易发挥中医的优势，也容易让西医学界理解和认同，这样便可以更好地中西结合、医患互动。看来，客观指征不仅存在于西医的化验室，患者的体征和自我感觉也有很大一部分是客观的。

要更好地理解叶氏"测汗"之说的重要意义，先来看看章虚谷所说的"测汗者，测之以审津液之存亡，气机之通塞也"。笔者所讲的"得汗三基础"章氏讲到了两点：一点是津液充足和气机通畅，还有一点是阳气健旺。

"测汗"，通过汗测到的是阴、阳和通三方面的问题，三者都测试正常，不就是健康了吗？一直能保持正常，不就是在保健了吗？如此来讲，一个"测汗"便可以照顾到预防、治疗、保健、养生的方方面面。

（注：笔者撰写此文的时候，强调了汗的正常对于健康的意义。但是否汗正常了，就一定获得了健康呢？答案是否定的。"身体健康，汗一定会正常"是成立的，但反过来说，"汗出正常了，身体就一定健康"则是不成立的。健康是身体所有系统的功能正常，而汗的正常只是提示了与汗相关系统的健康。整体包括局部，但局部并不能全面地反映整体。这些在其他的著述中会有详细表述，此处只是在提示大家重汗而不惟汗。）

7

白　汗

——银屑病皮损本身就是一种出路

清代医家徐灵胎在其《伤寒论类方》中有言"血由肺之清道而出，与汗从皮毛而泄同"。"汗从皮毛而泄"从人体本能来讲，就是出汗，治疗上叫作汗法。"血由肺之清道而出"在中医学里叫作"衄"，俗语所云"红汗"也。

在徐灵胎看来，"红汗"的作用与汗同，也能解"热邪"。

《伤寒论》第24条云"太阳病，初服桂枝汤，反烦不解者，先刺风池、风府，却与桂枝汤则愈"。服桂枝汤后"烦"，笔者理解为表邪"欲解"而不得解。这时候，使用开腠启闭的麻黄汤发汗可解；《伤寒论》第46条、47条、55条讲的得衄可以"衄乃解"；第24条"刺风池、风府，却与桂枝汤"也可解。我们可以把针刺理解为一种主动得"衄"的治疗方法，与衄、与汗相通，都有解"热邪"的作用。

思路放开后，我们会发现不仅出汗、衄血，包括取嚏、刺络放血、针刺、熏洗、沐浴等，都成为了与麻黄汤发汗可同用、可互助、可替代的治疗手段，这不就与金元四大家之一的张从正"汗吐下三法可赅众法"的"汗法"相通了吗？

银屑病之白屑是帮助、分担汗之功能的一种表现，是人体欲自"解"邪的本能的一种体现。可惜的是，这种本能与"衄"一样，常常被医患共同误解，不是给予鼓励和帮助，而是一味地压制。从这个角度出发，笔者将银屑病称为"白汗"（白汗不是汗，是从机理上来理解，银屑病皮损有类似汗的作用，于是在"广汗法治疗银屑病"的体系中称之为白汗）。

将"红汗""白汗"和"正汗"相提并论，可以去除患者对于皮损增多的恐惧。汗出宜彻，"白汗"从解"热邪"的角度来讲也应该彻，故在出汗变匀的过程中皮损变散、变多并不是坏现象。汗法治疗银屑病的原理是以汗代癣，是以"正汗"来替代"白汗"，是用积极的、主动的、多渠道的"泛汗"手段取代患者畏惧、不愿接受的"白汗"之病。在两者交接没有完成的时候，以"热邪"外散为目标，"红汗""白汗"和"正汗"的变匀、适当增多都是应该被鼓励的。

"汗出……不能发黄"的启示

按刘渡舟先生的解读，阳明病发黄的原因为"阳明病法多汗，今反无汗……湿热交郁，皆无路可出……熏蒸于外，则其人身必发黄"。也可以这样理解，内有湿邪，郁而化热，无路可出，于是症状百出，发黄只是其中一种。

临床中，银屑病病机属于湿热者不少。笔者认为，湿热型银屑病之发疹可以参考仲景书中的发黄做出预防和治疗。

《伤寒论》第 199 条曰："阳明病，无汗，小便不利，心中懊憹者，身必发黄。"

《伤寒论》第 236 条曰："阳明病，发热，汗出者，此为热越，不能发黄也……"

第 199 条说了内有湿热，"无汗……身必发黄"；而第 236 条说内有湿热，但是"汗出……不能发黄也"。从这一正一反的说明中，我们应该能看出"汗"这个出路对于湿热的重要性。

从《伤寒论》"汗出……不能发黄"的表述中，我们能否得出"汗出……不能发疹"的启示呢？

遗传决定了疾病的易感性，银屑病患者的子女患银屑病的几率要比常人略高些，如何预防呢？可以记住"汗出……不能发疹"这句话。按照"病走熟路"的规律，得过银屑病的患者患银屑病的几率要比常人更高些，治愈后要预防银屑病复发，也要记住"汗出……不能发疹"这句话。这是针对病因治疗——防患于未然的方法。

预防和防止复发的重点在汗上，那治疗已经致病的湿热之邪是否也一定要用发散的方法呢？答案是：不一定。

《伤寒论》第 262 条曰："伤寒，瘀热在里，身必黄，麻黄连翘赤小豆汤主之。"

《伤寒论》第 236 条曰："……瘀热在里，身必发黄，茵陈蒿汤主之。"

麻黄连翘赤小豆汤为麻黄汤去桂枝，加生姜、大枣以调和在表之气血，为湿热之邪缓开腠理；而连翘、桑白皮、赤小豆为清利湿热之药，与麻黄等表药共同组成表里双解、分消湿热之方。

与麻黄主表相对的是大黄主里。茵陈蒿汤以茵陈为主，还有栀子、大黄，服用后的见效标志为"小便当利……黄从小便去也"，看来大黄在这里可以言之领湿热之邪从里走泄，但不能讲是以通大便为目的。

与针对病因的治疗之法不同，这是针对病变结果的治疗方法。可以看

9

出，对于已成之病，强调的不是汗而是"给邪以出路"，邪去则气机通畅，小便自利，汗自出，大便自畅。

针对湿热之邪，渗湿、散湿、泄湿是通过小便、汗、大便"给邪以出路"的方法。推而广之，疏通小便、汗、大便的通路，可以作为很多疾病的治疗手段。再进一步讲，正常的小便、正常的大便和正常的汗出可以看作是治疗达到目的的标志。

从大法上来谈，以出路畅通为标志的方法是广汗法所不能概括的，要提出广下法甚至广通法的概念来与之适应。

再回到具体方剂来讨论，与麻黄、大黄等代表的祛邪之法相对应，《伤寒论》中第 261 条提出了栀子柏皮汤的缓清湿热之法，与前两方比起来，此方整方剂量要小，饮用量要少（其他方有"三升……分温三服，半日服尽"和"三升……三服，小便当利……"的要求，而此方仅有"一升半……分温再服"的说明）。从这里可以看出，仲景针对邪势强治以急、重和邪势弱治以缓、中的思路。

关于湿热型银屑病和汗及仲景学说的关系，还有一点需要指明，即局部汗出一定不可以误认为是"正常的汗出"。《伤寒论》第 236 条中段讲了"……但头汗出，身无汗，剂颈而还……身必发黄"的病态；第 200 条也讲了"……额上微汗出……必发黄"的病态。

发汗不彻转阳明

《伤寒论》第 185 条云："本太阳，初得病时，发其汗，汗先出不彻，因转属阳明也。伤寒发热，无汗，呕不能食，而反汗出濈濈然者，是转属阳明也。"对于"发其汗，汗先出不彻，因转属阳明"，笔者理解为：太阳病发汗当到位，到位则病可在太阳解。如果发不到位，由于"发表不远热"，便会增加体内郁热，而变为阳明病。

刘河间《素问玄机原病式》有一段话似乎是专门为此作注："夫辛甘热药，皆能发散者，以力强开冲也。然发之不开者，病热转加也。"河间本意在表述"辛甘热药"不好把握，不如加入寒凉的药物稳妥。但从另一个角度看，我们可以得出：如果用得好，温药"力强开冲"可以让疾病快速治愈。加入寒凉药物会制约"辛甘热药"的"开冲"之力，在治疗慢病的时候正好让治疗的节奏慢下来，与疾病相吻合；但是另一些时候寒凉掣肘，却会错过疾病可以速已的有利时机，这种情况多出现在正邪势均力敌交争之际，体实而病重之时。

笔者在《银屑病患者冬季慎食发物》（发表于 2011 年 11 月 28 日《中国中医药报》第 4 版）一文中仿照河间格式描述了"发物"使用不当对于银屑病的影响："发物，力在加热而发散。发之能开者，其热自散，腠理自通达；发之不开者，内热转加，腠理闭结转甚。"

银屑病为《内经》所云"其在皮者"的表证，临床多见肌腠不利、内有郁热，以"发"来取"汗"，要点在于"力强开冲"。"发之"是方向，"汗"才是"发之"到位的标志，只有遵循"发之"的方向，并且到了"腠理开通"的程度，才能出现"汗泄热退而愈"的结果。如果"发之"，但是"不开"，病不仅不解，反会加重。很多时候会"转属阳明"。《伤寒论》中提及很多手段，如"温服""温覆""啜热稀粥""后服促其间"等都是为了加强开冲之力，使汗出可"彻"而设。

11

是否懂"给邪以出路"可以为镜

——鉴别疾病医学和健康医学

最近读了一些同道的文章，发现同道中有很多人对于能够"顿挫病势"颇为自豪，笔者认为这是一种将眼光停留在疾病医学范畴所导致的错误认识。疾病是正邪交争，是在给身体内的"不正之风"找出路。在身体自发掀起一场自洁运动的时候，医生是应该帮助、顺应，还是压制？这是原则上的大是大非问题，不容小觑。

先来看两则实例：一男性患者，银屑病病史近 20 年，在追溯自己的起病经历时谈到，16 岁时夏季鼻衄次数和量都特别多，当时只是想把流鼻血止住就好了，一个乡村医生给他开了一个方子，吃了 1 剂，鼻衄就止住了，疗效之神奇让他在 20 年后还记忆犹新，但是后来就患银屑病，这两者之间是否有必然联系他自己也不太明白。另一女性患者，银屑病病史 10 年，是笔者为数不多的舌象上有血热指征的患者中的一个，治疗按常法开膝解郁解决了不少问题，但是针对血热的治疗笔者并不满意，一直在想如何给她的血热"出路"呢？也是夏天，一次门诊，患者问："月经刚完 5 天又来，血量很多，怕不怕？"笔者回答："只要精神不错，不太难受，就不怕。"患者平素月经来时下腹痛、怕冷，治疗后月经来已无不适（可以认为是道路畅通了）。这次月经刚完又来，笔者认为是体内的邪气被自发疏导的表现，只要身体吃得消，医者完全可以静观待变（或者叫坐享其成）。这次非常规的月经一直来了 18 天，量很大，患者精神一直不错，期间笔者为之制订的方案为疏导郁热、养护脾胃、不涉下焦、听其自治。这次大量出血后，血热征象明显减轻，银屑病治疗更为顺利。

同样是夏天（从夏季脉当洪可知，夏天气血旺盛是正常的。如果这个旺盛失于常度，自发地寻找邪路排出，在医学上是应该被鼓励的。夏季是一个开放的季节，"使气得泄"应该是夏季养生的主旋律，这个过程中身体内自发的疏泄不仅不应该压制而且应该鼓励，可行的鼓励手段是《内经》中讲的"无厌于日……若所爱在外"），同样是大量出血，我们可以做一个假设：如果前者没有经过以止血为目标"顿挫病势"的治疗，如果后者应用了止血的治疗，是不是结局会大不相同呢？

如前文讲的自发出血一样，很多的症状其实质都是身体自发寻找的邪路。医生要做的是认识症状对医学的引领作用，顺着身体自发寻找的、最佳的邪路去治疗、去疏导，而不是去压制、堵路。至今为止，医学对于人体的奥秘知之甚少，千万不可在人体这个大自然的杰作面前狂妄地说"医道已了"。我们所能做的只有学习自然的规律，顺应自然的需求，让自发的排邪过程表现得容易让患者接受，这是健康医学的大原则和大方向，是不容置疑的。

一次和同道及患者的交流中，谈到人体自发的"邪路"有哪些，大家的认识已经很到位。讨论中谈到的"邪路"有：汗、二便、吐、鼻血、月经、发热、发炎、皮肤病……总之，所有的正邪交争引起的症状都有"给邪以出路"的意义在里头，不可以盲目地压制。病势比较急，多是正邪交争的阳性阶段，这个时候顺应或者旁观都是可以的（前提是患者精神尚可），多可不药自愈，千万不可"顿挫病势"。病势是正邪交争，是排邪反应，你去"顿挫病势"，说白了就是打击人体的正气，让其无力交争。当然，如果"顿挫病势"指的是像大禹治水那样让"给邪以出路"的过程更顺畅，而达到"病势"缓解的目的，这是应该鼓励的，可是不能用"顿挫病势"这种说法，有误导之嫌。

所有"邪路"中，发热是最值得关注的。"发热恶寒者发于阳，无热无寒者发于阴"，发热对于阴阳的分别意义重大。如果把发热当作一个症状，你会误以为快速地退热是正确的；而如果把发热理解为人体在为自身的健康"给邪以出路"的时候，你也许会认为，让发热来得更顺畅些才是对人体更为有利的。"发热为百病之源，误治是万病之本"，经常和患者交流这句话，已经懂得人体医学、健康医学道理的患者，多会会心一笑，同时引以为鉴。

农夫山泉的广告语说：我们只是大自然的搬运工。作为一名中医，我给自己的定位是：我只是大自然的模仿者、学习者。

希望有更多的同道认识"中医的本质是自然医学"，是顺应自然，是让自然的表现更自然、更顺畅，而不是相反。

郁闭无汗冰与胶

笔者常将银屑病皮损比喻为"冰"，并且按照皮损聚结的程度、皮损的大小、厚薄等将皮损依次比喻为冰碴、冰点、冰片、冰块、冰球、冰山。为什么将银屑病皮损比喻为冰呢？只因为其无汗、不通。

不通的是否只有"冰"呢？不是，还有"胶"。"冰"与"胶"均与液体相关，而人体内以液体为主。

如果"冰"代表的是寒湿积聚的话，那么"胶"代表的是湿热胶着状

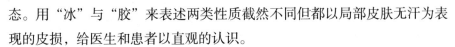

态。用"冰"与"胶"来表述两类性质截然不同但都以局部皮肤无汗为表现的皮损，给医生和患者以直观的认识。

清代医家何梦瑶说："盖万病非热则寒，寒者气不运而滞，热者气亦壅而不运，气不运则热郁痰生，血停食积……"(《医碥卷之一·杂症·补泻论》)"气不运"即"郁"，"郁"的极致就是闭。世间万病不是热就是寒，而寒热都可以导致"气不运"，也就是说寒热都可以导致郁，甚至闭。

寒主收敛、闭藏，因寒而气血凝涩不通比较容易理解。而"热者气亦壅而不运"需要做更多的思考。

刘河间说："郁，怫郁也。结滞壅塞而气不通畅，所谓热甚则腠理闭密而郁结也。如火炼物，热极相合而不能相离，故热郁则闭塞而不通畅也。然寒水主于闭藏，而今反属热者，谓火热亢极，则反兼水化制之故也。"

银屑病皮损处无汗，有由寒导致者，也有由热导致者。由寒导致的不通可以简单理解为"冰"，而由热导致的不通可以简单理解为"胶"。

体内的津液、血均属阴，受寒则为阳气不用，无法温通故而结"冰"，受热则为阳热过亢，煎灼阴液而为"胶"。"冰"需要温通而开，"胶"需要凉润而化。

目前临床所见属"冰"者居多，多兼有苔白、舌淡、畏寒、肢冷等，故笔者讲"冰"时更多，以麻黄、桂枝、干姜、附子取效者较多。少数的银屑病皮损是由湿热导致的，"胶"一类银屑病皮损治疗多用龙胆泻肝汤、三仁汤、甘露消毒丹等，湿热渐清，正汗可复。

医者不可固执定见，治疗须因人因地因时因证制宜。看到热时一定也要想到寒，"万病非热则寒"，不可只知一端。

"欲解时"

——表面看起来的病重也许是好兆头

《伤寒论》现存原文中，有6条格式统一的"欲解时"条文，如"太阳病欲解时，从巳至未上"，这是任何尊重历史的学者在研究《伤寒论》时无法绕过的问题。但少数学者却故意否定人与天的关系，希望把"欲解时"的内容从《伤寒论》学术体系中淡化甚至剔除。之所以有这种分歧，原因在于"欲解时"的临床意义尚未得到公认。近来在银屑病的临床中，笔者又一次发现"欲解时"的重要临床价值——不仅冬重夏轻的银屑病可以判断为太阳病，而且逢夏才发作的银屑病同样可以考虑为太阳病。

何为"欲解"？"欲解"就一定是病解向愈吗？有没有一种可能即"欲解"的表达是病情加重呢？

《伤寒论》第193条云："阳明病，欲解时，从申至戌上。"第240条云："日晡所发热者，属阳明也。"日晡为申时，申时为阳明主时。传统认为，第193条说的是，阳明病在阳明主时会"欲解"——即减轻；而第240条说的也是，如果阳明主时病情加重，也要考虑"属阳明"。这就是说，阳明病在阳明主时会有病情加剧和减轻两种可能的情况出现。历代医家对此点逐渐达成共识，如清代尤在泾《伤寒贯珠集》说："阳明潮热，发于日晡；阳明病解，亦于日晡。则申酉戌为阳明之时。其病者，邪气于是发；其解者，正气于是复也。"舒驰远《伤寒集注》云："正气得所王之时则能胜邪……腹邪实盛，正不能胜，惟乘王时而仅与一争耳。是以一从王时而病解，一从王时而潮热，各有自然之理也。"皆谓患者正气逢天时相助，而欲解——正气有力与邪争。"欲解"非必解，还有一种可能是症状加重。

病情的轻重是正邪之争激烈程度的外在表现。正邪交争加剧，则表面看起来病重；正邪之争无力，则表面看起来病轻。六病主时，人体得天时相助，而与邪争，邪气不盛则正气得天助，战而胜之则解，这个是容易理解的；邪气若盛则正气得助，可争，但战而不胜，反见症状加重，这个不容易理解。

常规的思路是，医生需要为患者减轻症状，只有能让症状减轻的才是合格的医生。按照常规的思路，如果把"天"也看作是个医生，"天"若助我，则一定会表现为症状减轻、痛苦减少。常规的思路似乎无可厚非，但是细细一想，我们会轻易地发现：我们一直在上着疾病医学的当——病重病轻有那么重要吗？是人变强、变弱更重要还是病的表现轻重更重要？是人长久的生活质量和长寿更重要还是缓解短暂的病痛更重要？当然两者兼顾更好，但是如果不能兼顾的话，如果我们必须要做出选择的话，笔者认为只要正常的人都会选择人比病更重要，治人比治症更重要。如果有了这样一个前提，我们便可以说，宁可为了长久的健康"短痛"，不可为了避免眼前的"短痛"而姑息养奸，带来无穷的后患——"长痛"。

有了之前的铺垫，我们便可以得出一些结论：在某些情况下，没有症状，没有"病"是对人体不利的。反过来说便是：不是所有的症状都需要恐惧、"必欲除之而后快"，有些症状的出现是对人体有利的，我们应该欢迎它，起码不厌恶它。

回到"欲解时"说这个问题，如果身体本弱，无力与邪争——表面上看不到症状，主时到了，得天之助，正邪便会开始交争，表面看起来病情在加重，实际上反映的是正气得天助在抗邪。原本表面上无症状反而是身体更弱、病情更重的表现。

"欲解"应该理解为想解决问题的趋势，具体结果是"解"了，还是"剧"了，均不出"欲解"范畴。

银屑病患者多符合冬重夏轻规律者，夏天轻，可以理解为"欲解"，减轻于一年的"巳至未上"，可以提示病"属太阳"。

但是还有一部分患者，如冉某，女，40 岁，病史 8 年，每于夏季皮损出现，皮损仅局限于头顶部和腰部，发病与潮湿有关。刻下：左脉沉细弦，右脉细缓滑，舌下淡青，舌苔根白腻。夏季出疹，其他季节无疹。是说明夏天时她身体最差吗？还是反过来说明夏天时她身体正气战斗力最强呢？

答案是她在夏天得天助才可与寒湿之邪抗争而出现皮损，说明了邪气之深、之盛。其他季节无天助，正气根本无力与邪对抗，所以无症状。

第 240 条说"日晡所发热者，属阳明也"，我们可以按此原理推导出"夏日病情加重，属太阳也"的结论。据此结论我们判断其有太阳病，另据其发病与潮湿有关、脉沉缓、苔白腻考虑有太阴病，辨为太阳太阴合病，治以肾着汤与麻黄汤原方，肾着汤饭前服治其太阴病；麻黄汤饭后服治其太阳病，并且强调皮损外涂温酒、放胆吃"发物"、中午前后晒太阳等具"太阳时相"作用的治疗措施，"盛者夺之"，务求"发之"使"开"。

此患者非常认同"给邪以出路"才会治愈不复发的理论，于是坚持数月，胸憋气紧减轻、咽喉不利减轻、但皮损变化不明显时仍坚持治疗。按照"精神好不好、出汗匀不匀、皮损薄不薄"的疗效阶梯标准来考察，患者是在明显变好。但是如果按照疾病医学的观点只看皮损来考察，患者没有多少变化。这种情况下，就体现出"合格"患者的意义来了。

笔者一向欢迎合格的、理性的患者，而不欢迎道听途说、盲从迷信的患者。当然合格的患者需要培养，该患者之所以能成为合格的患者，有两个原因：一是她愿意听得病的道理、愿意自己思考得病和治病的道理，笔者最怕你给她讲道理，她却除了"疗效"什么都不管的患者；二是其胞妹曾接受笔者治疗 2 个月，临床治愈后 3 年未复发，并且一直坚持吃发物，体质较前变好，这个近距离的实例在不断地给她信心。

一年四季与汗出稳态

《灵枢·五癃津液别》云："天暑衣厚则腠理开，故汗出……天寒则腠理闭，气湿不行，水下留于膀胱，则为溺与气。"这是在对自然现象做出描述呢，还是告诉我们应该的规律呢？根据笔者对于患者汗出稳态的思考得出的结论为：在自然的趋势和汗出的稳态之间，应该有一个平衡。换句话说，如果要四季都保持健康，就必须天暑衣厚也不可汗多，天寒衣薄也不可无汗。

根据经文，很多人会认为，冬天就该少出或不出汗，夏天就该出汗多。其实这只强调了人体对于自然顺应的一面，却忽略了人体的自稳态和人体在适应自然气候变化中的主观能动性。

对于人与自然的关系，笔者思索有年。在自然气候的变化中，能保持相对恒定的，最突出的就是体温。无论外界如何变化，体温基本是稳定的，这是人体自稳态的一种表现。人体汗出的功能是不是也能在外界的变化中处于相对的稳定状态，是不是也适用于人体自稳态的理论呢？这是在研究"汗与健康"的课题时必须要思考的问题。

夏天汗多、冬天无汗似乎只是个常识性的对于自然现象的描述，无需小题大做。但是如果将之与"冬天银屑病容易加重，夏天容易减轻甚至自愈"的规律联系起来看，其中便会有些规律性的认识。银屑病与汗、季节之间一定有规律可循——夏天，汗多，银屑病轻；冬天，汗少，银屑病重。人体可不可以在自然界的变化之中保持一种自身的稳态，从而达到银屑病皮损稳定不复发的目标呢？同时让人体的整体健康也维持在一个较好的状态、不得银屑病的同时也不容易得其他的疾病呢？答案是肯定的。

学友高建忠 2007 年有一篇文章《李东垣笔下的藏气法时与升降浮沉》，其中有一段话意义深远，写道："自然界有春夏秋冬，人体内也有春夏秋冬……人体的病变就是体内不能正常有序……"意为自然界有春夏秋冬，人体内也有相对独立的春夏秋冬。既然这样，经过调整身体内是否可以"四季如春"（在自然界四季的变化中体内保持相对稳定）呢？答案也是肯定的。

自然界的冬天里，因为身体失去了稳态，所以身体内也形成了"冬"——气血不通因而形成了银屑病等病症。治疗就是在身体内制造一个"夏天"，通过纠偏，把身体内的"冬"变为"春"。自然界的夏天里，因为身体失去了稳态，所以身体内也形成了"夏"，于是汗多腠理开，对于冬季型银屑病，的确会在这个时候减轻，但不幸的是，还有一部分患者在夏季加重——气血因热壅滞不通而形成了银屑病。这时候治疗就是在身体内制造一个"冬天"，通过纠偏，把身体内的"夏"变为"春"。

人和自然应该是什么关系呢？笔者认为应该是主动地顺应，积极地缓冲，保持身体的稳定，适应自然的变化时不是一味地盲从，而是进行局部的、必要的调整。

在机体整体失去正常稳态时，在肌表局部出现汗出障碍时，治疗目的是要恢复整体的稳态，而不应只着眼于局部。治疗就其实质而言是追求邪退正复，气机通畅，阳施阴布的整体恢复，正汗出只是整体稳态恢复的标志之一。或者可以这样说，整体的稳态是体温稳态和汗出稳态的基础，整体越强壮，体质越强，越能轻松地化解外在的变化对于机体的影响，或者说越可轻松地辨别外界影响的好坏，择善而从。落实到体温的稳态，就是一年四季基本保持在 36.5℃～37.2℃之间，不随自然界季候的变化大起大落。落实到出汗的稳态，那就是夏天不可多，冬天不可少，使体表稳定于一种持续的微汗状态。如果能达到出汗的稳态，就会远离银屑病。

对于"天寒衣薄则为溺与气，天暑衣厚则为汗"这句经文，笔者以为是在强调随着自然气候的变化人体发生的"变"，而本文强调的是人体除了应变之外还必须有的"常"。两者是并行不悖、没有矛盾的。没有变化，则没有生命的百态；而没有常，则没有人体健康所依赖的稳态。

速去其邪，以存正气

《普济本事方·卷第八》大柴胡汤方后讲："仲景称急下之者……谓才觉汗多，未至津液干燥，便速下之，则为径捷，免致用蜜兑也。若胸中识得了了，方可无疑。若未能了误用之，反不若蜜兑为稳也。"

朱步先对此发微曰："急下之证，未可迟疑，趁其津液未涸，元气未漓，速去其邪，以存正气。"

"急"与"稳"，在此文中为反义词。"急"为"未可迟疑"之意；而"稳"为"行蜜兑"之法，许叔微在书中已经明确给予评价："子只知抱稳。"许叔微意在只知道死守着稳当，对于需要"急下之"的病症来讲无异于杯水车薪，缓不济急。治法选择是客观的，是以满足治疗需要为目的的，而不是主观的、医者的喜好可以左右的。也就是说，有些医者可以治疗急症但是不会治疗缓症，而有些医者会治疗缓症而不擅长治疗急症，对于有所追求的医者来讲一定要理性地认识到这一点，让自己的思路更广阔，更能适应各种不同类型病症的治疗需要。

"急下"所求在速，"蜜兑"所求在缓。许叔微在此文中主要强调的是要抓住热邪初结、津液未涸、正气未伤的治疗时机，达到如"急进大柴胡等三服，得汗而解"的邪去正安、立竿见影的效果。不是在强调"反不若蜜兑为稳也"。"反不若蜜兑为稳也"是针对"未能了了"者的无奈之语。

热邪初结之时，邪如浮土，可以一吹而散尽，须治以急；而以"蜜"缓之，无异于姑息养奸，将浮土和成泥，再希望一吹而尽散就难了。

许叔微言外之意是希望医者都做"胸中识得了了"者，"速下之……径捷……可无疑"；而不要成为"未能了了误用"者。祛邪之法可速，可治急症，可速愈"重症"，这需要中医界"慢郎中"深思。

以上谈了"急下之"的客观性和重要性，由此联想到笔者对于急性发病之银屑病使用的"急汗之"之法。"急汗之"也有其客观性和不可替代性，仿照朱步先的叙述格式，可以这样讲："急汗之证，未可迟疑，趁其肌腠初闭，郁热初结，津液未损，元气未伤，速去其邪，以存正气。"

如果将"急汗之"之法用"以得正汗为目的"的广汗法思路来检测，"急汗之"便可以理解为"尽快使其汗出恢复"之意。如果这样理解，许叔微此处用大柴胡汤也可以归入"急汗之"之法的范畴——方药的功效在攻下，但却客观上达到了"急进大柴胡等三服，得汗而解"的目标，故可将之归入"急汗之"之法。

20

感冒发热是邪路，误治堵路致"牛皮"

很多皮肤科专业书籍将感染作为重要的银屑病诱发因素。感染中又以感冒、扁桃体炎、咽喉炎等上呼吸道感染性疾病最为多见，这类疾病俗称为"感冒"，这就让"感冒容易诱发银屑病"成为很多医者、患者的共识。笔者从中医病因学的角度分析了大量病例，发现这是一个误区，诱发银屑病的不是"感冒"本身，而是对此类疾病的误治。

上呼吸道感染在中医学中属于外感范畴，治疗应该用解表剂使其"汗出而解"，此即《内经》"善治者治皮毛"之意。然而目前临床中对此多以联合使用西药消炎和中药清热解毒为主，目的是让症状尽快减轻，只管速效而不顾长效，这就犯了中医理论所说的"引邪深入"和"郁遏邪气"的错误。感冒症状缓解了，却导致了"热"邪壅遏血分的后果。血热壅遏较久则有自发外散的趋势，于是导致了急性点滴型银屑病的发生。这就是"感冒容易诱发银屑病"的真相，其实质是感冒误治诱发了银屑病。

"对这部分患者适当配用辛凉发散药物，祛邪外出，可以提高临床疗效"（《牛皮癣中医疗法》）。该治法的核心为"给邪以出路"，以发散为大法，这是正确的，但用药止于辛凉却并不全面，对于此类银屑病审证求因、辨证论治，如果发现有风寒郁闭的病机存在，使用辛温发散会收到很好的治疗效果。如封某，男，23岁，2010年11月1日初诊。起病原因为1个月前感冒，扁桃体发炎。诊所让他吃阿奇霉素、阿莫西林和感冒药，喉咙疼痛、感冒愈。隔了1周后背上出现小红点，上有皮屑，3天左右全身遍布红点。这是一个典型的急性进行性点滴型银屑病病例的初发过程，起疹20天，未经治疗，求诊于笔者。刻下：米粒至绿豆大红斑鳞屑皮损遍布全身，瘙痒明显，双手关脉浮滑有力，舌胖而淡，苔薄白，不恶寒。素体躯干汗少，手足心汗多，喝稀粥易出汗。辨证为卫闭营郁，素有寒饮，治以麻黄附子细辛汤加减，处方为：麻黄9g；制附子9g，细辛3g，生姜14片，大枣12枚。久煎1次，约150分钟，取药液400mL，分温再服，每日1剂。服药后喝热稀粥，希望遍身得微汗，汗出则热邪外泄，斑疹自消。3日后复诊，汗出变多，皮屑减少，瘙痒几无，上方效佳，辛温发散大法不变，参以麻黄加术汤、薏苡附子败酱散、苓桂术甘汤法加减，继服汤药10余剂。停用中药汤剂后以温酒适量送服防风通圣丸，1次1袋，每日3次善后。2010年12月2日查其舌胖减，皮损几无，出汗均匀，嘱停药，继续注意出汗情况。

"感冒"是日常小病，但是治疗不当就会诱发银屑病。银屑病治疗得法，可望速愈，而继续使用寒凉药物"郁遏邪气"，则会导致疾病的迁延反复，造成"银屑病容易复发"的假象。无论是面对"感冒"还是银屑病，医者和患者都不应该单纯抑制症状，应该谨记"治病必求于本"和"其在皮者汗而发之"的原则，切勿重蹈覆辙。

珍惜发热这条邪路

从对《伤寒论》原理的探析中，我们可以得出"三阳易治三阴难"的结论。三阳三阴如何分辨呢？《伤寒论》第 7 条"病有发热恶寒者，发于阳也；无热恶寒者，发于阴也"给出了答案。由此我们可以得出一些初步的结论，"发热……者"要比"无热……者"容易治。

《素问·热论》中也表达了类似的思想："今夫热病者，皆伤寒之类也……人之伤于寒也，则为病热，热虽甚不死。"

既然这样，我们就应该不惧怕"发热"，而应该警惕"无热"。

如果一个基层医生将"发热……者"治成"无热……者"，我们首先不应该随意地鼓励，甚至可以怀疑他治错了。

治疗从根本上来讲应该是让病人越治越不容易得病、越治病越少，快速地解除症状是不应该受到鼓励的，除非有其他更严重的后患或者生命危险。

发热从本质上来说是人体正邪交争的外在表现。如果正气不足的话，是很难发热的，或者说是很难发高热的。而没有邪气，人体也是不会发动正气抗邪而表现为发热的。如果人体在发动正气发热抗邪，希望把邪气清除，而医生针对"发热"对症治疗，实质上是在打击正气的抗邪的攻势。热退了，从表面上看是"病好了"，实际上是正气受伤了。一种后果是正气再也无力组织攻势——外在表现是发热，这下以"退热"为治疗目的的医学该欢庆胜利了，而其实质是正气的衰弱；另一种后果是正气在短暂的受挫后，稍做休整，继续组织抗邪的攻势——发热，那么以压制症状为治疗目的的医学便会认为其是"反复发热，难治之病"，而其实质是正气虽然受挫，却还能组织起新的攻势，恰恰说明了身体较好。

笔者数年前治疗过一位酒糟鼻患者，男，42 岁，显著的疗效让患者对于中医发生了浓厚的兴趣，希望笔者为之治疗反复发热。具体情况为半个月到 1 个月便发热 1 次，全身乏力，必须用较大剂量抗生素静滴 1 周左右，已持续数年，深以为苦。笔者首先为之解读了"发热"这个症状作为抗邪的反应对于人体健康的积极意义，接着嘱咐其等再发热时马上找笔者诊治。患者半信半疑，等到又一轮发热之初，找到笔者，笔者为之开了疏散邪气的方子，然后嘱咐患者，不到万不得已之时不要输液，方子也可以备用而先不吃。患者数日后复诊，说未用药，发热至42℃，持续1～2日，后热自退，嘱继续观察，看发热还会反复否。之后持续随访，未再出现高热，也就摆脱了不断输液用抗生素之苦。

　　分析以上病例，患者正气抗邪的能力是顽强的，被不断地打击，还在"屡败屡战"，但是医生和患者多不能正确地识别"发热"的价值。当最后在保证安全、精神好的前提下允许正气"发热"驱邪外出的时候，正气把"发热"的能力几乎发挥到极致，逐渐"热"到42℃，把该驱散的邪气都散出去了。因为邪导致的不通都在持续的"热"的状态中变通了，不必再正邪交争，于是反复发作的"发热"、输液的恶性循环也就结束了。

　　促使笔者把对于"发热"的思考写下来的是一个患者的遭遇。某患者，女，31岁，银屑病皮损以头顶为主，经过一段时间的药物治疗和自我生活习惯的调整，全身皮损已渐渐退去，出汗、精神也都很好。在自我判断很好、自行停药2个多月的时候（在治疗效果很好的时候，即使停药也应该定期去找医生，让医生不断地对于自身生活习惯的调整做出指导），突然与笔者联系，说不久前"发热"到39℃，然后去输液（用消炎药），感冒"减轻"，接下来头顶又出现皮损，躯干、四肢也出现很多小红点……甚为惋惜。笔者反复强调慎用凉药，其中重点强调要慎用消炎药；同时，笔者也反复强调过不是感冒引起银屑病的复发和加重，而是感冒误治容易诱发、加重银屑病。笔者还说过，"发热"功能的恢复实质是身体抗邪能力的恢复，可以把在表之邪"热"通了，对于银屑病有治疗作用。但是患者在突然发热时，往往会心存侥幸，图一时的舒服去消炎退热，引起银屑病的反复或加重。

　　前车之鉴，希望其他患者不要重蹈覆辙！

　　适度地"发热"，对于汗的正常和在表之邪的祛除都是有利的，对于保持健康是有益的，千万不可误治、压制。只要能保证生命安全，退热和消炎的药物应尽可能不用。

感激发热

听到发热，大家总觉得是个病，是病就需要治疗，实际上发热是个症状，发热在很多时候是因身体健康出了问题，人体本能地要治疗和纠正身体的健康问题，治疗和纠正须调动人体的正气，表现于外就是发热。

很多症状是对于人体恢复健康有积极意义的，最典型的如吸入异物后的喷嚏和肺部有痰时的咳嗽。咳嗽和喷嚏是症状，但在适度时，不能去压制，而应鼓励，帮助这个"给邪以出路"的过程进行得更顺畅。身体内有垃圾，应该排除，排除时会出现症状，这种症状不应该不分青红皂白地盲目压制，反而经常需要鼓励和帮助，只有在自发排邪的行动只消耗正气而无排邪意义时，才给予适当的控制。如剧烈咳嗽、支气管痉挛、痰黏无法排出时，咳嗽就属于无效劳动，应该适当控制。

发热到底对于人体有多大的意义，请看以下这则病例。

彭某，男，13 岁。平素易感冒，容易嗓子不适、胸闷，2012 年 9 月因银屑病在多省辗转治疗无效后找到笔者，皮损局限于头部和阴囊，干燥、肥厚，典型的阴证皮损。判断为寒湿阻滞、内有郁热，按照笔者的经验，治疗会很困难，勉为开方，投石问路：茵陈 30g，栀子 15g，生大黄 10g，生甘草 10g，僵蚕 9g，蝉蜕 6g，黄连 6g，瓜蒌 24g，姜半夏 15g，干姜 6g，葛根 30g，生麻黄 3g，4 剂。

用药后，胸闷减，大便次数多，但皮损与汗无明显变化。患者家在外省，调方不便，如此加减治疗近 3 个月，治疗无进展，颇感棘手，接下来意外的发热带给治疗巨大的转机。以下为患者事后自己整理的发热过程：

周二晚上，坐火车回家转车时被大雨淋湿。

周三上午感觉头痛。中午饭后头痛头晕加重。下午 2 点半左右头顶和脸部开始发热，20 分钟后腿部开始发热发烫，逐步转化为全身发热发烫，10 分钟后量体温 38.5℃，全身出现乏力，至晚上体温保持在 38.5℃，询问医生后未吃草药，未吃退热药。医生说在安全的前提下观察，让其请假在家休息观察。

周四早上测体温 40.2℃，头痛头晕加重，全身乏力，微汗。至上午 11 点后自己感觉体温下降，测体温未减。头痛头晕减轻，吃了一碗小米红豆花生粥，中午 12 点半左右起床活动，出现反胃呕吐。下午 2 点体温是 39.5℃，头痛减轻。晚上 6 点 15 分体温下降到 37.5℃，晚上 7 点反胃、头痛头晕全部消失，头皮出现通顺感觉，不紧绷了，精神状态良好，晚上 8 点吃了 1 碗疙瘩汤，睡觉前体温仍是 37.5℃。

周五早上体温恢复正常，为 36.5℃，头皮感觉特别轻松。

自从偶然的发热，没有经过药物干扰，人体自主地完成了整个发热到热自行消退的过程之后，患者的治疗进入坦途。很快大部分皮损消失，出汗变匀，健康状况良好。

是发热带给他如此好的效果。医生在这里做的只是帮助患者认识到适度发热的好处，没有去迫害人体正气的自愈反应而已。此患者本属阴证银屑病，而发热属阳性过程。阴证银屑病借助发热的过程，达到郁开热散湿化的结果，于是机体发生了质的变化。

可见发热是人体自愈能力的一种反映，压制发热，在一定程度上就是压制人体的生机和活力。

25

以汗为镜，给人体修门

皮肤是人体与外界的边境，在我们的皮肤上有极多个"小门"——汗孔。据生理学家研究：成人皮肤上的小汗腺开口有 200 万～500 万个，平均每平方厘米有 143～339 个。具体数量因人种、年龄、性别及部位等有所不同，但是有一点毋庸置疑：除了极少数部位外，人体绝大部分皮肤上存在着难以数计的"小门"。

这些"小门"的作用是什么呢？简单讲就是"出"——把身体内积聚的垃圾排出去。有一些西方医学家认为皮肤的这种作用类似于肺的呼吸作用，而另一些医学家认为皮肤通过汗孔的排汗作用类似于肾脏的排泄作

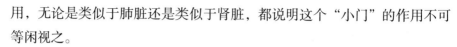

用，无论是类似于肺脏还是类似于肾脏，都说明这个"小门"的作用不可等闲视之。

为了说明皮肤有类似于肺的呼吸作用，很多医学家会举这样一个例子：在电影史上曾经有过一个悲剧，国外有位演员为了拍摄"金人"，从头到脚涂满了金粉，只留下鼻孔用于呼吸。谁知 2 个小时以后，这位金光闪闪的演员就因窒息而死。我们全身的皮肤都能呼吸，包括长满头发的头皮和脚后跟的厚皮都能呼吸。呼吸活动最旺盛的部位，是胸部、背部和腹部。在这些部位，皮肤的呼吸作用甚至超过了肺。

皮肤靠什么"呼吸"呢？就靠这些"小门"——汗孔。从呼吸器官这个角度，汗孔的重要性可见一斑。试想：捏住你的鼻子你就不能呼吸，时间一长你一定会感到憋得难受，汗孔不通和捏住你的鼻子类似，虽然你没有直接感到太多的不舒服，可是身体已经在这种不正常中受到了伤害。汗孔经常不通的人就像长年累月地被人捏住鼻子，皮肤不能"呼吸"，不憋出毛病来才是怪事。

既然保持汗孔的通畅这么重要，我们就需要了解我们的汗孔是不是通的。通过什么能了解这点呢？通过汗的有无、多少、是否均匀、是否可持续、汗出是否和缓等方面，我们可以直观地了解我们的汗孔功能。

要鉴别不正常的出汗，先让我们看看正常的出汗是什么样的？在 1800 年前的中医学典籍《伤寒论》中提供了正常汗出的经典描述，简言之有四点：一是范围要求，要"遍身"，就是全身尽量均匀；二是量的要求，要"微似有汗"，就是摸着发潮就够了，不能不出，也不能太多，《伤寒论》中讲了，"汗出如水流离者病必不除"，我们把这点具体化就是"夏天不能汗多，冬天不能无汗"；三是"遍身微汗"的保障，时间要长，可持续，用古人的话叫"一时许"；还有一点容易被忽略，就是"漐漐"，笔者理解为汗出的势头比较和缓，不是像更年期的那种大汗。

知道了正常的出汗，用它做镜子，不正常的皮肤状态和出汗病态就都会暴露无遗，如：小出汗（甚至夏天也不出汗）、局部汗出过多（如单纯额头上汗多）、汗出不均匀（多见上身汗多下身无汗或其他部位出汗而小腿前面不会出汗）、阵发性出汗等。

牛皮癣（银屑病）病人大多数存在着这样那样的出汗障碍，治疗的目标就是把"门"修好，让出汗变得正常。

很多牛皮癣患者会反映：好多正常人也和我一样出汗不好啊，为什么别人不得牛皮癣，只有我得呢？对于这个问题，我们首先需要知道，什么叫正常人。据权威部门统计，当今社会的健康人群的比例不超过15%，甚至不超过5%。这就是说，我们所用来比较的那些所谓的"正常"人，并不健康。他们的毛病隐藏在里面，看不到，而牛皮癣患者的问题暴露在外面容易引起重视。这样一讲，我们可以认为：得皮肤问题的人比那些不"正常"但是看不到病灶的人更幸运。

具体到人体的"门"是怎么坏的、"门"如何可以修好、"门"修好后如何保养等问题，都需要做深入的讨论。这些问题可以认为就是疾病的原因、治疗和善后。

"阳气内蒸而不骤泄"与"微似有汗"

《金匮要略·痉湿暍病脉证治第二》云："风湿相抟（此处是'抟'而非'搏'，'抟'是结合之意，'搏'为斗争之意，风湿两种邪气是结合为患还是互相搏斗，当不言自明。关于'抟'如何误作'搏'，钱超尘有详细的考证，此处不赘），一身尽疼痛，法当汗出而解，值天阴雨不止，医云此可发汗，汗之病不愈者，何也？盖发其汗，汗大出者，但风气去，湿气在，是故不愈也。若治风湿者，发其汗，但微微似欲出汗者，风湿俱去也。"文中强调了"微微似欲出汗者，风湿俱去"。

《金匮要略心典》解读此段的时候，云："风、湿虽并为六淫之一，然风无形而湿有形，风气迅而湿气滞，值此雨淫湿胜之时，自有风易却而湿难除之弊，而又发之速而驱之过，宜其风去而湿不与俱去也。故欲湿之去者，但使阳气内蒸而不骤泄，肌肉关节之间充满流行，而湿邪自无地可容矣。"提出了"微微似欲出汗者，风湿俱去"的表象之机理——"阳气内蒸而不骤泄"。

《内经》言"阳加于阴谓之汗"，是说阳气蒸化津液，化气从毛窍而出的正常状态。阳不亢烈，也不虚弱；阴不匮乏，也不泛滥。一切都在"中度（中规中矩之意）"的范围之内，以小见大，适度的汗可以看作是人体正常的一种标志。

如果身体一直保持这种正常状态，周而复始的话，邪气是没有机会侵入人体的。《内经》所言"正气存内，邪不可干"之"正气"，解释为"人体的正常秩序"，当更容易被现代人接受。

邪气着而为病，是以失去这种"人体的正常秩序"为前提的。治疗的目的可以说就是恢复"人体的正常秩序"。这样的目的不仅是在治病，同时也是在保健和防病。

如何能做到恢复"人体的正常秩序"呢？最直接的方法就是直接着眼于阳气、正气。

将目标定位于"阳气内蒸而不骤泄"，笔者认为是调整机体、长期愈病的重要法则。首先，"阳气内蒸"意在让阳气变得充足，不断地在内部"充满流行"，充斥于体内，使邪气难于立足，并且正气不伤。其次，"不骤泄"，以"泄"提示"给邪以出路"的同时，充分注意到了保护自身，不仅易去之邪、即使顽固缠绵之邪也缓缓地发到肌表，然后排出体外，这就是"不骤"的妙处。对于自身的气血来讲，"阳气内蒸而不骤泄"达到的目的是"疏其血气令条达"的通，并且以不伤害自身，或者以最小的伤害为代价。这种治疗完全符合不仅求有效，更求长效的治疗原则。

"微似有汗"不仅出现于《金匮要略》风湿的治疗中，而且在《伤寒论》中桂枝汤方后"……适寒温，服一升。服已须臾，啜热稀粥一升余，以助药力。温覆，令一时许，遍身、漐漐微似有汗者益佳，不可令如水流离，病必不除……"中也有体现。这样来看，以"微似有汗"为表现的"阳气内蒸而不骤泄"的治疗大法是有普遍意义的。

笔者所治的银屑病患者阴证居多，除了一部分初发的、播散的、发病急骤的可以在短期内治愈外，大部分需要长期治疗，无论辨证属虚属实，"阳气内蒸而不骤泄"都会是不错的选择，将此思路与"遍身……微似有汗"的治疗目标结合起来，相信对广大医者和患者都会有所启发。

蒸馒头
——止汗才会阳气内蒸

　　清代尤在泾《金匮要略心典》讲："欲湿之去者，但使阳气内蒸而不骤泄，肌肉关节之间充满流行，而湿邪自无地可容矣。"

　　笔者在治疗银屑病的过程中发现"阳气内蒸而不骤泄"不仅针对湿邪致病是法宝，而且针对其他邪气致病——特别是久病者，"阳气内蒸"都有纲领性的指导意义。

　　或者从另外的角度讲，中医的邪并非确有其物，而是"审证求因"求出来的。所以，所有停痰、积饮、凝寒、瘀滞等导致疾病缠绵难愈者，皆可以判断其有湿邪存在。这样针对顽湿的"阳气内蒸"原则，就升格成了所有顽固难治疾病的总治则。

　　从汗的角度来谈，能做到"泄"而"不骤泄"，就能做到"阳气内蒸"。

　　汗之泄，是为了"给邪以出路"，不至于郁。

　　不让汗泄，是为了"阳气……充满"。

　　汗控制在泄与不泄之间，就完成了体内的"阳气……充满流行……邪自无地可容"。

　　如蒸馒头，锅下之火不能太猛，太猛则水很快都变成蒸汽泄出去，水耗尽而馒头未熟；火也不能太小，太小则不能形成蒸汽充溢的状态，水为死水而馒头还是熟不了。只有火和水的和谐配合，才能达成水火消耗最少，而蒸汽充溢，馒头蒸熟的结果（蒸包子时可以多加水用大火让蒸汽持续冒出来，用这个过程去比喻人体的阳气蒸腾过程）。

　　火蒸于水则为汽，体内也在发生着类似的过程——"阳加于阴谓之汗"。

　　持久的正常出汗是人体内水火和谐、维持体内稳态的结果。

29

银屑病患者的汗出过多可以见于两种情况：一种为局部汗多，以头部、胸背、腋下、手足心汗多为常见，而四肢伸侧、特别是下肢伸侧及脚踝常常无汗；另一种为除了有银屑病皮损的地方，其他部位都汗多。

这两种情况一般都在夏季多见。

对于这两种情况都应该以止汗为首要考虑。

局部和整体汗多都会导致汗出无效——因为没有"阳气内蒸"的过程，顽湿是不会"移营拔寨"的，顽湿不动汗空泄，于是称之为"汗出无效"——无法导邪外出。

明白顽湿需要"阳气内蒸"，汗多需要止汗而促成正汗，则顽固性疾病治疗便找到了原则。

散结通郁可得汗

——痤疮治疗的启示

从关注汗法开始，笔者在诊治疾病时，便格外留意患者的出汗情况。不仅关注银屑病患者的汗，对于其他疾病的患者也同样关注其出汗情况，并且通过出汗的变化来判断其疗效和预后。这也拓展了银屑病的治疗思路。

近来一些痤疮患者治疗后身体变热、出汗的变化引起了笔者的关注。

典型病例王某，女，23岁，痤疮病史13年。素体怕冷，汗少，夏季也不易出汗，手足冷，胃易胀，大便偏干，月经推后。每年夏季起疹最多，起疹以右侧面部为主。痤疮表现为散在脓疱、色不甚红，皮内可触及硬结。诊得左脉细弦，右脉关滑有力，舌苔薄腻，舌下暗。

患者整体呈现一派表闭内热、阳气郁而不达之象，治疗以清郁热、散郁结为主，典型处方如下：生石膏100g，知母12g，甘草10g，苍术6g，柴胡12g，黄芩9g，半夏18g，陈皮30g，炮甲珠3g，皂角刺12g，生牡蛎15g，夏枯草10g，浙贝母9g，乳香9g，蒲公英30g，大黄3g。此方清散阳明、少阳郁热，兼以通络、化痰、散结，以之加减服用1个多月，患者痤疮减轻的同时，身体明显变热，手足不冷，容易出汗，精神、饮食均好。

典型患者张某，女，24岁，患痤疮7年，加重1年半。痤疮以硬结、疤痕为主，面色发暗、出油少，手足一年四季凉，下肢冬季凉甚，汗少，大便不干，月经初来色黑有明显疼痛。诊得左脉弦滑，右脉滑而有力，舌红，苔薄腻、上有白涎，舌下淡。

患者整体呈现一派阳热内郁、气血不畅之象，治疗以通郁滞、散郁结为主，处方如下：石斛30g，丹参15g，赤芍30g，川牛膝12g，乳香9g，没药9g，苍术6g，甘草15g，炮甲珠3g，蒲公英30g，皂角刺12g，半夏18g，陈皮30g，生牡蛎15g，浙贝母9g，夏枯草10g。服药后建议多动，注意保暖加热，可以吃辛辣食物。本方加减治疗10余日后，痤疮减轻，面部变红、出油变多，更为可喜的是下肢明显发热，手足热，身体容易出汗。

出汗变得容易，身体由冷变暖，这是身体由不通变通的佳象。联想到《内经》所言的"疏其血气令条达"，这不仅是痤疮或银屑病的治疗大法，也应该是其他疾病的治疗大法。如此，这种方法的推广便又有了新的意义。

阴证痤疮（3、4期痤疮）多会用到化痰软坚散结与清散郁热的组合，而这种组合在银屑病的治疗中用得不多。由这些组合可以得汗的事实出发，笔者将这一思路移植到银屑病特别是斑块状银屑病的治疗中，取得了不错的疗效。

寒凉药也可得汗

"热釜之内浇水，立即有雾蒸腾，汗可自出……温病……10余日，高热一直不退。一日清晨……突然烦躁焦急，胸闷气喘，脉数急……（张锡纯）诊过曰：将战汗，命急购犀角面、生石膏面来，以梨片蘸食，食后约

10 分钟，头上蒸蒸汗出，继而颈项、胸亦见汗。汗过胸，略见安适。周身汗彻，则脉转数急为沉缓，神情躁急亦安顿。高热去，身感疲乏，稍饮些稀饭，即安然睡眠矣。一次战汗，病即告愈"［详见 2012 年 2 月 20 日《中国中医药报》第 4 版《张锡纯学术 4 特点（中）》］。

对于用寒凉药得汗的机理，张锡纯是这样解释的："犀角、石膏为寒凉之品，使邪从内清，邪去则正胜，正胜汗出而余邪可从汗解。"看来并非寒凉药可以致汗，是寒凉药可以清邪，邪势减而"正胜汗出"。从表面上看是寒凉药得汗，实际为机体正常本该有汗，而邪热导致气血不畅，汗路不通。用寒凉药清邪，汗路得通，于是汗解。

对于寒凉药能开郁得汗，刘河间早有所论："一切怫热郁结者，不必止以辛甘热药能开发也，如石膏、滑石、甘草、葱、豉之类寒药，皆能开发郁结。以其本热，故得寒则散也。"

无论热邪、寒邪，皆可影响汗出正常，用药的目的在攻邪——气血不通的症结所在。邪去正复而汗，这其中机体起了很大的作用，是邪去后机体恢复了正常的出汗功能，而不是药物能够变出汗来。这就是"以其本热，故得寒则散"的涵义所在。

头部银屑病与温通得汗

头部银屑病内服中药不容易见效，这在中医皮科界是共识。

笔者在学习《伤寒论》的过程中，认识到吴茱萸汤的作用机理，并且推测其可以用于治疗头部银屑病属厥阴有寒者，验之临床，收效满意。

《伤寒论》第 243 条曰："食谷欲呕，属阳明也，吴茱萸汤主之。得汤反剧者，属上焦也。"提示吴茱萸汤的作用部位不在上焦，而在中、下焦。第 309 条曰："少阴病，吐利，手足厥冷，烦躁欲死者，吴茱萸汤主之。"提示吴茱萸汤的作用为温，所治为寒性病变。第 378 条曰："干呕，吐涎沫，头痛者，吴茱萸汤主之。"提示吴茱萸汤可以治疗在上的疾病，如巅顶部位的疾病。综合这 3 条，以及吴茱萸在温经汤和当归四逆加吴茱萸生姜汤的表现，笔者推测吴茱萸汤可以治疗"有上症而无上邪"且病性为寒者（中、下焦寒凝，气血不能上达而致的病变）。

冉雪峰有一则医案：周某，38岁。体质素弱，曾患血崩，平日常至余处治疗。此次腹部不舒，就近请某医诊治，服药腹泻，病即陡变，晕厥瞑若已死，如是者半日许，其家已备后事，因族人以身尚微温，拒入殓……病人目瞑齿露，死气沉沉，但以手触体，身冷未僵，扪其胸膈，心下微温，恍惚有跳动意，按其寸口，在若有若无间，此为心体未全静止，脉息未全厥绝之症。族人苦求处方，姑拟参附汤：人参3g，附子3g。煎浓汁，以小匙微微灌之，而嘱就榻上加被。越二时许，复来邀诊，见其眼半睁，扪其体微温，按其心部，跳跃较明晰，诊其寸口，脉虽极弱极微，亦较先时明晰。思前曾患血崩，此次又腹泻，气血不能上达巅顶，宜温宣冲动，因拟吴茱萸汤一方：吴茱萸9g，人参4.5g，生姜9g，大枣4枚。越日复诊，神识渐清，于前方减吴茱萸之半，加人参至9g。1周后病大减，用内补当归建中汤、炙甘草汤等收功。先予参附汤以回阳，待病有转机，继以吴茱萸汤温扶厥阴之阳，待一阳生而渐壮而病愈。

阅读上案，笔者最感兴奋处在于"气血不能上达巅顶，宜温宣冲动，因拟吴茱萸汤"。调整一下叙述顺序便为：吴茱萸汤可温宣冲动，治疗病性属寒而"气血不能上达巅顶"者。结合吴茱萸的现代研究中有提高体温、出汗的功效，便与"从汗论治银屑病"联系了起来；再结合吴茱萸汤治疗巅顶疾病的特性，吴茱萸汤治疗头部银屑病属虚属寒者，便成为顺理成章的事情。

以头部银屑病为主要表现的患者中，病性属寒而"气血不能上达巅顶"者不在少数。此类患者多为"头为诸阳之会"所误，治以疏解郁阳而效果不理想。经过考证，"头为诸阳之会"中，"阳"为阳经，而非阳气之意。"诸阳之会"为道路交通发达，都路过了头部，而究竟阳气足不足、会不会顺着路到达巅顶是另一个问题。这就说明，道路通是个前提，阳气是否充足能够运送到巅顶才是关键。吴茱萸汤兼顾了通达道路和温充阳气两方面的作用，这为其治疗巅顶疾病属寒者取效提供了条件。

笔者以吴茱萸汤治疗寒性的头部银屑病患者，取得了满意疗效。典型病例如下：某患者，女，26岁，病史4年，以头部银屑病为主，色红皮屑干枯，手足易冷，舌苔白厚腻，舌下淡，略有瘀象，脉细弦，病情反复，以温清补泻等法久治无效，治以吴茱萸汤原方：吴茱萸 50g，生姜 60g，大枣 40g，沙参 30g。治疗 1 周后，舌苔明显变薄，无上火之象，头部皮屑自觉变薄。加减治疗 1 个月，身体较前明显变热，精神好，遍身出汗较前容易，头部皮屑几近消失。

综上所述，温通之法治疗头部银屑病属虚寒者不失为一良法，而选方时可以首选吴茱萸汤。

将汗之痒

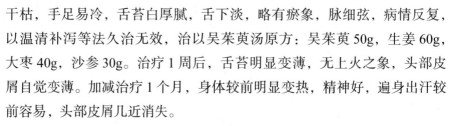

田某，女，28 岁。5 年前发热治疗后起少量皮损，2007 年 4 月开始在北京治疗，基本处方如下：当归 6g，川芎 6g，白芍 10g，生地黄 10g，黄芩 6g，黄连 3g，黄柏 6g，栀子 6g，生黄芪 30g，白术 10g，防风 6g，陈皮 6g，牡丹皮 10g，金银花 10g，元参 10g，连翘 10g，知母 10g，麦冬 10g，女贞子 10g，旱莲草 10g。此方加减间断服用，至当年 7 月皮损消失。

2012 年 5 月再次出现皮损，6 月因认同笔者从汗治疗（患者素体汗少）求治于笔者。刻下：面色青白，不喜出汗喜生气，用患者自己的话说是"很爱生气，生气的时候很投入"，皮损散在，量少，斑片状，瘙痒不明显。舌淡舌尖红，左脉细弦，右脉缓滑。

考虑为太阳少阳合病，辨证为表闭阳郁，郁而化火，损及阴血。

处方：麻黄 6g，红花 10g，白蒺藜 30g，蝉蜕 6g，柴胡 12g，茯苓 10g，白术 10g，甘草 9g，牡丹皮 12g，栀子 10g，当归 10g，赤芍 20g，薄荷 6g，生姜 9g，此方加减服用，2 周后，出汗明显变多，皮损减退，但是瘙痒加重。

为何在诸症减轻的同时本来不明显的瘙痒会加重呢？

瘙痒是病情加重还是减轻呢？

这要从认识瘙痒开始。古语有云"痒为痛之渐"，意为痒比痛要轻。

在日常生活中我们有这样的常识，当有外伤时，会先有疼痛，随着结痂伤口不断愈合，这个时候便会有瘙痒的症状。如果你能忍住痒别去抓，很快痂会脱落，伤口愈合，这时候便既不痛也不痒了。

俗话说"不通则痛"。当刚有伤口的时候，疼痛是气血不通的一种表现。随着伤口渐渐愈合，气血由完全不通向通转变，这时候便出现了"痒"。而等伤口愈合后就变为完全通了，便会既不痛也不痒了。

痒是通与不通两个极端之间的中间状态，如果出现在由不通向通转变的过程中，是好现象；而如果出现在由通向不通转变的过程中，是坏现象。所以出现痒的时候不可以笼统地说好或者不好，要看病情的整体变化。

回到田某的治疗过程中，我们看看是病情在由通向不通转变呢，还是由不通向通转变呢？

患者素汗少，辨证为表闭，闭为不通之意。而银屑病皮损上更是完全无汗，可谓不通之极。在 2 周后，出汗明显变多，皮损变薄，整体在变通。这个时候出现了明显的瘙痒，可以断定是由不通向通转变过程中的瘙痒。

患者后来的治疗结果也证明了这点，患者继服 1 周，瘙痒消失，皮损几无，出汗接近正常，嘱停服汤药，以丸药善后。

正汗（即正常出汗）是通的标志，皮损无汗是典型的不通，瘙痒出现在由皮损向汗转变的过程中，临床上多直呼为"将汗之痒"。

"将汗"时的护理

——微则发易，甚则发难

刘河间在《伤寒直格》卷下泛论中说："夫大汗将出者，慎不可恨其烦热，而外用水湿及风凉制其热也。阳热开发，将欲作汗而出者，若为外风、凉、水、湿所薄，则怫热反入于里而不能出泄……亦不可恨其汗迟而厚衣壅覆，欲令大汗快而早出也。怫热已甚，而郁极乃发，其发之微则顺，甚则逆。顺则发易，逆则发难。病已怫热作发，而烦热闷乱，更以厚衣壅覆太过，则阳热暴然太甚，阴气转衰，而正气不荣，则无由开发……"

读了上面的话，深感古人做学问之缜密。有了好的治疗大法，但缺乏对于细节的关注，依旧不会有好的治疗效果。仲景在《伤寒论》中柴胡桂枝干姜汤方后有"初服微烦，复服，汗出便愈"的说明。如果医者不能洞晓方剂作用于人体后可能出现的反应，不能预先解说，患者止步于"初服微烦"，便会以为用药无效或者加重。如果可以如仲景般有言在先，便会避免出现这样的误解。

刘河间对于"汗将出"时的护理说明，对于细节的关注直追仲景。笔者读之，心得有三：

一者汗将出，不可逆其祛邪之势，应该积极顺应，努力创造条件"给邪以出路"。不仅汗出后要避免"汗出当风……久伤取冷""汗出入水中""饮酒汗出当风""身劳汗出，衣里冷湿，久久得之"的情形出现，就在汗出之前和将汗时也要注意不可贪图一时的方便或爽快，导致"为外风、凉、水、湿所薄"的后果出现。概言之，任何情况都要注意避免邪气的入侵，《内经》云："虚邪贼风避之有时。"

二者汗将出，不可拔苗助长。"发之微则顺，甚则逆"，是在告诫治疗的方向只是前提，没有恰当的度，便会出现欲速则不达的后果。适当多穿是笔者"银屑病四多"中的一项，要求适当多穿，而不是"厚衣壅覆"。"顺则发易，逆则发难"改为"微则发易，甚则发难"涵义将更为明确。比如电影散场，人员鱼贯而出是为"微"，而人们蜂拥而出则为"甚"。"发"的方向两者是一致的，但是一者有序，一者无序；一者微，一者甚，结果截然相反。针对银屑病皮损的不通，温通是正确的，应该说关键在"通"——适度温、逐步改善不通。如果立足于温，甚至放手温补，体内温增长的速度超过体表疏泄温的速度，不仅不会通，反而会造成新的壅塞不通，加重病情。

三者要防止"阳热暴然太甚，阴气转衰"的情况发生。正常的汗出要照顾到"阴、阳、通"三个方面的协调统一。阴阳和，才有可能自然汗出。如果强调其中一方面，而忽视另一方面，出现"阳热暴然太甚，阴气转衰"，则无法成就"广汗法"的治疗目标。反之，单强调阴的一方面，则会影响阳气的通达，同样达不到"正汗出"的目标。

在银屑病的治疗中，识别"将汗"先兆，并且诉之于前，免除患者出现这些先兆时的疑虑是重要的。而识别"将汗五佳兆——红、痒、新、小、烦"之后，如何恰当地护理使"正汗出"的目标更早达成，却是更重要、更实际的工作。

羊肉汤热服可防银屑病复发

某患者，男，32岁。素恶热喜凉，不喜出汗，有银屑病家族史（其母亦患银屑病）。患银屑病数年，因皮损轻微未予重视，仅偶尔用点对症的外用药。2010年夏因情志不舒导致银屑病暴发，面部、躯干、四肢遍布鳞屑性斑丘疹，因熟知其母用常规思路多年治疗效果不佳，故另辟蹊径，仅用少量外用药及刮痧治疗数次，皮损略轻后，坚持服用羊肉汤，很快皮损消失，至今已近2年，症状无反复。

此患者治疗期间和治疗后坚持食用羊肉汤，起到了治疗并且防止银屑病复发的效果。但是对于此中机理，却不甚明了。及至接触了笔者广汗法根治银屑病的系统论述后，才恍然大悟，从而将经过自身实践的经验疗法上升到理论医学的高度，自觉地在思维中将羊肉汤与汗建立起了联系。

羊肉，性味甘温，无毒。金元四大家之一的李东垣说："羊肉，甘热，能补血之虚，有形之物也，能补有形肌肉之气。风味与羊肉同者，皆可补之，故曰补可去弱，人参、羊肉之属也。"直接将羊肉与人参并列，可见羊肉的使用不可等闲视之。加之羊肉公认为食物，在大众熟知"药补不如食补"的今天，作为药食两用的羊肉的使用，就更有发掘和提倡的必要了。

羊肉的经典应用首推《金匮要略》的当归生姜羊肉汤，书中两见：一为治疗虚劳不足、寒疝腹中痛，以及胁痛里急者；一为治疗妇人产后，虚寒导致的腹中痛。当归生姜羊肉汤原书中药物和用法为：当归三两，生姜

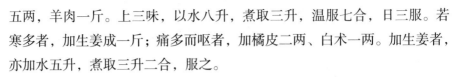

五两，羊肉一斤。上三味，以水八升，煮取三升，温服七合，日三服。若寒多者，加生姜成一斤；痛多而呕者，加橘皮二两、白术一两。加生姜者，亦加水五升，煮取三升二合，服之。

《古方选注》解读此方云："……沉寒在下……不得用辛热燥烈之药重劫其阴，故仲景……以当归、羊肉辛甘重浊、温暖下元而不伤阴，佐以生姜……随血肉有情之品引入下焦……非但治疝气逆冲，移至产后下焦虑寒，亦称神剂。"方中补虚"不用参而用羊肉，所谓'精不足者，补之以味'也"（《金匮要略论注》）。用生姜之初衷应该为"生姜不独散寒，且能去秽……制羊肉腥膻之气。若不用生姜一味，则服之易呕吐也"（《书种室歌诀二种》）。

《谢映庐医案》中用此方之案可以给汗法治疗银屑病以启示："冬月产后，少腹绞痛……去瘀之药，屡投愈重……余曰：形羸气馁，何胜攻击……表里俱虚，脉象浮大，法当托里散邪。但气短不续，表药既不可用，而腹痛拒按，补剂亦难遽投。仿仲景寒疝例，与当归生姜羊肉汤，因兼呕吐，略加陈皮、葱白，一服微汗而愈。"此为虚人得汗又一法门。

本文开头案中羊肉汤并非当归生姜羊肉汤，但其用方之理可互通，当归生姜羊肉汤以温补下焦为胜，而寻常羊肉汤以温通中焦、疏通肌表之功见长。羊肉汤当有三个要素：一为羊肉或者羊杂之类，中医称之为血肉有情之品可补益精血；二为汤，热汤有温暖脾胃而疏通促汗的作用；三为生姜、芫荽、葱花等辛香之品，与热汤配合有开腠解郁的作用。也就是说，喝羊肉汤要起到治疗和预防作用，一定要注意羊肉要质量过关，饮用时一定要趁热，辛香的佐料可以适当多放，其宗旨为恢复和保持"全身均匀微汗"。

黄煌教授讲过："桂枝汤是古代的补益剂。"（《经方的魅力》）于是讲到羊肉汤，很容易让人联想到桂枝汤，从温补这个角度来讲，这两者非常近似，补益之力有余而开闭之力不及。落实到银屑病的治疗，可以把羊肉汤类比为桂枝汤，这就存在一个需要"先开门后分流"的问题。《伤寒论》第24条云："太阳病，初服桂枝汤，反烦不解者，先刺风池风府，却与桂枝汤则愈。"直接服用桂枝汤或者羊肉汤，在肌表郁闭较重的时候，会出现"烦不解"——具体到银屑病来讲就是皮损加重。如果"先刺风池风府"，再用羊肉汤，就不会出现这个问题了。

本文开头案例中，先使用了刮痧治疗数次，客观上起到了开肌表之闭的作用后，再用羊肉汤温通就没有出现不良反应，症状消失。继而长期坚持服用温羊肉汤既开腠又温通，起到了巩固疗效、预防复发的作用。

这里可以加一个思考题：如果以温汤泡浴后，再服羊肉汤，可否制成自然疗法中的"麻黄二桂枝一汤"呢？或者再进一步调整比例，调整出万千变化的"麻桂"组合，是否有可操作性呢？

无论是药物还是食物，都有其适应证和禁忌证的问题，能知道"用其利而避其弊"者，才是既会加速，还会刹车的全能选手。古人称羊为火畜，仲景指出"有宿热者不可食之"，故容易出现口舌糜烂、眼睛红、口苦、烦躁、咽喉干痛、牙龈肿痛等症状者或一般人出现上述症状之时，都应注意暂时慎服羊肉汤。

酒温营卫可促汗，百药之长善散邪

在《银屑病经方治疗心法》一书中，笔者提到"外科名方多用酒"，认为用酒的作用在取汗得效。在后续的研究中，笔者发现用酒来取汗得效的表述属于"知其然不知其所以然"。酒适当应用的作用不在汗，而在疏通——气血疏通，机体恢复正常秩序后，汗会正常排出。如此，温酒的作用便不止于汗，而上升为"疏其血气令条达"。汗只是机体正常秩序恢复后的标志而已。如此，温酒的作用便会获得极大的拓展，不负酒"百药之长"的美称。

《素问·风论》言"风者百病之长"，王冰注此曰："长，先也。先百病而有也。"临证可见寒热燥湿诸邪每依附于风而侵袭人体，故风为外邪致病的先导。《汉书·食货志》称酒为"百药之长"，可否理解为酒为诸药发挥作用的先导呢？

《冷庐医话》记载："同邑郑拙言学博凤锵，性喜单方，言其经验最灵者有四。道光壬寅年，馆乐平汪军门道成家，粪门前肾囊后起一坚块，渐觉疼痛，虚寒虚热时作，案头有《同寿录》，检一方云：跨马痈初起，用甘草五钱，酒水各一碗煎服。如方服之，块渐软，次日略出清水，不数日全愈。"《王孟英医案》记载一例腹股沟疮毒，患者发热、呕吐、胯间痛不可当，治以生甘草一两、金银花六两、皂角刺五钱，水煎和酒服之，一剂减其势，再剂病若失。参阅上述治验时，有很多人会更多地注意方药的应用，却不知其中的诀窍在煎药、服药中的"酒"上。

"酒水各一碗煎服"和"水煎和酒服之"中暗含着两层意思：一是酒要温热服；二是服药是否到位须以得汗为指征。

外科疾患"在皮"，银屑病"在皮"，从表解为捷径，《内经》明言"汗而发之"。温酒可以畅通气血使邪去而得汗，故温酒在银屑病治疗中的地位应该给予重新评价，以便使其应用得到足够的重视和提倡。用温酒后出现皮损变红、变多、变散等现象，首先须肯定不是坏现象，其次须反思应用的时机和度的问题，以避免出现不必要的恐惧。如此，可使"百药之长"获得更好的应用，使温酒的功用早日成为共识，使银屑病的治疗进入"给邪以出路"时代。

外科名方中用酒，多在方后注中明确写到"热酒……取汗""被盖出汗为度""醉盖取汗"。酒、热、汗之间是有直接关系的，用处不外"通经之结，行血之滞"。

《灵枢·论勇》说："酒者，水谷之精，熟谷之液也，其气慓悍。"《黄帝内经太素·经络别异》说："饮酒者，卫气先行皮肤，先充络脉。"杨上善曰："酒是熟谷之液，入胃先行皮肤，故卫气盛。"看来酒的药用功效与可使"卫气盛"有关。《灵枢·禁服》说："审察卫气为百病母。"既然把卫气推崇到如此重要的位置，酒的作用自然不可小觑。《千金翼方·本草下·米谷部》说："酒……主行药势，杀百邪恶气。"与酒为"百药之长"同意。

温酒可使"卫气先行皮肤，先充络脉"，为"百药之长"。那为什么在医药史上酒也留下不少恶名呢？

《医学发明》言："北方之人，常食潼乳，又饮之无节。且潼乳之为物，其形质则水也。酒醴亦然。人知水谷入胃，胃气蒸腾，其气与味宣之于经络，化之为气血。苟元气不充，胃气本弱，饮食自倍，肠胃乃伤，其气与味不得宣畅，旁通水湿之性，润下而致之也。"看来"元气不充，胃气本弱"之人不可多食酒醴，因其需要"胃气蒸腾"。胃气不足，加之冷酒、过量，无宣畅之功，而留水湿之性。

赵守真在《治验回忆录》中载一案："刘健英，男，50岁。零陵芝城镇人。性嗜酒，近月患腹痛，得呕则少安，发无定时，惟饮冷感寒即发。昨日又剧痛，遍及全腹，鸣声上下相逐，喜呕，欲饮热汤。先以为胃中寒，服理中汤不效。再诊，脉微细，舌白润无苔，噫气或吐痰则痛缓，按其胃无异状，腹则鼓胀如鼓，病在腹而不在胃，审系寒湿结聚之证。盖其人嗜酒则湿多，湿多则阴盛，阴盛则胃寒而湿不化，水湿相搏，上下攻冲，故痛而作呕。治当温中宽胀燥湿为宜……"

《礼记·射义》说："酒者，所以养老也，所以养病也。"养老当为赞誉，而养病则为骂名。一物而毁誉不同，盖在所用不同耳。酒用量适当而温饮为取其气，有宣导散结之功，可为百药之长；过量饮用而冷饮只留水湿之性，久而为寒痰冷饮，不仅无治疗之功，却成为致病之邪。

错不在酒而在用酒之法、之人，可不慎哉？

41

远离阴暗，拥抱阳光

一个患者在被医生要求"清除头脑中的垃圾"之后，写下"万物生长靠太阳，我也不例外"的话。笔者认为写得颇为到位，很能体现笔者要求患者亲近自然、亲近阳光的治疗思想。

远离阴暗，拥抱阳光。听起来有点像精神层面的说法，但本文中探讨的却不是心灵的问题，而是实实在在的阴暗和阳光，是生理层面的问题，主要指我们生活和工作的环境。

中医讲阴阳，直观的理解就是靠近太阳和背离太阳，我们可以扪心自问：是否离阳光下的生活越来越远了呢？这也就是临床中见到阴证越来越多的原因。

某患者，男，大学刚毕业，曾经是运动员，有反复的运动后大汗然后用冷水冲洗的经历。去年夏天，其银屑病经笔者温通治疗后皮损消失，嘱"守住微汗、呵护脾胃、促进自愈、储蓄健康"。

初始尚能做到，后来为了事业，找了一份工作场地在地下室的工作。笔者知道后极力反对。但是在没有看到结果的时候，人们往往会心存侥幸，直到今年皮损复发，悔之晚矣，辞掉工作，又找了一份工作场地在阳光下的职业。目前在治疗中，疗效满意。

某患者，女，素喜出汗，自从找到一份地下超市的工作后，16个月不会出汗，之后银屑病皮损泛发。所幸，经人介绍直接找到笔者，嘱辞掉工作，用"温通发散汗"的思路治疗——恢复其出汗的本能。三诊临床治愈，时间不到1个月，随访3年体健，目前的工作场所是在阳光下。

某患者，女，职业为裁缝，久患银屑病。头部、腰部各有一片顽固皮损，反复不愈，已经失去治疗信心。后其妹的银屑病经笔者治愈后2年体健，于是也开始治疗。初始治疗时，停掉裁缝的工作，在阳光下的农田里劳作，疗效迅速，不仅皮损变化较快，而且其慢性咽炎、过敏性哮喘、关节问题都有很好的改善。几乎快要治愈的时候，她开始重操旧业，笔者反复告诫让她重回阳光下，无奈生计所迫，只能提醒她多加注意，适度多晒。

拥抱阳光，不仅指太阳，也包括温润的生活环境，每年3月供暖结束，很多地区都还处于较冷的气候中，这个时候大家普遍会觉得冷，微汗变得困难，皮损也有不同程度加重。

笔者反复强调"任何情况下都不能让自己觉得冷"，但是事到临头，很多患者还是会忘了使用家中的取暖设备。看来观念上的"保持温润"要落实到自觉的行动中，还有很长的路要走，更需要适时的提醒。

促使笔者尽快写下此文的原因，是今天上午的一个患者。职业为导游，患银屑病多年，经笔者温通治疗后疗效很好，新近调整了岗位，工作场所会经常在地下。笔者建议其应该带到南方旅游的团，让南方的温润天气来帮着融化体内的"冰"。如今经常在地下，阴暗的工作环境会让"冰"越结越厚。

笔者的方法和药物在温通，帮着去病，而日常的工作在寒凝，帮着加病。在与其工作环境阴暗的对抗中，不知何时能够达到根治？但愿患者能早日明白这些道理，为自己长久的健康负责。

　　一定会有患者问，那些阴暗环境的工作就不能做吗？对！对于阴证的患者来讲，是不能做这些"阴"的工作的。适合做那些工作的人，是中医讲的"阳"性体质的人。而在目前，"阳"性体质的人并不是很多。

　　最后，笔者想把文中的一些文字重复一下：守住微汗、呵护脾胃、促进自愈、储蓄健康。希望广大银屑病患者都能记住，满足了这些，我们的生活就可以充满阳光。

出汗的地方也可出"白汗"

——银屑病是汗的另一种形式

　　有很多医生和患者认为：出汗的皮肤是不会起疹的。但事实并非如此。

　　某患者，女，夏季起疹最为严重，腋窝处汗多，而腋窝处银屑病皮损也很多；某患者，男，素不易出汗，经过锻炼、多穿衣服、适当饮食羊肉汤后开始出汗，却在最先出汗多的手指缝有新的米粒大红色银屑病皮损出现……

　　在本文前面的文章中，我们把银屑病皮损称为"白汗"。意思是银屑病皮损从实质上来讲和汗是一致的，其目的是"给邪以出路"。人体内邪气的产生和积聚只能控制而不能完全杜绝，不适应外界环境的变化产生的外邪，不当饮食、不节情志产生的内邪，人体自身代谢产生的不内外邪，邪气的来路可谓防不胜防。我们无法控制使机体不产生邪气，但我们能做到在邪气产生的同时"给邪以出路"。在寻常的出汗不能满足"排邪"的目标时，"白汗"（即银屑病皮损）作为出汗的辅助，便会出现。

　　"白汗"可以出在没有汗出的地方，也可以出在有汗出的地方（无汗的地方需要"白汗"来散邪，有汗但汗不足以排邪时，也需要"白汗"来补充散邪）。无论出在有汗的地方还是无汗的地方，都在提示人体的出汗状态不够正常，不能恰当地"给邪以出路"。

43

　　素体无汗者是整体或者皮肤局部的功能缺失，导致无法"给邪以出路"，于是出现"白汗"来代偿，这是容易理解的。经过综合治疗，某些部位开始出汗，出汗的目标是用正常的出汗状态（无银屑病皮损的状态）来替代"白汗状态"（有皮损的状态）。但在替代之初，会出现旧有的格局被打破，而新的格局未形成的"动象"，这个时候往往会出现"红、痒、新、小、烦"的征象，新的如米粒大小的红色银屑病皮损出现在开始出汗部位，正是这种"动象"的一种表现。笔者认为，这是由静向动转变的佳象，往往标志着疾病从难治的静止期向易治的变动期转变。

　　素体汗多者，既出汗又出疹，起疹是因为"汗出不解"，这个不太容易理解。裴永清教授云："汗出不解，非风即湿。"感风邪者，即人们熟知的《伤寒论》中的太阳中风证，汗出而邪不解，是因为表虚，汗出邪去的同时也在感受新邪，故主治以桂枝类方，名为"发汗"，实为补益——助阴阳、和营卫，建立体表的新秩序；感湿邪者，非芳香化湿之品不足以祛其邪，误投他药不仅无效，反徒伤正气致病深不解，依偏寒、偏热、兼里湿热之分，可选用《太平惠民和剂局方》的藿香正气散，《医原》的藿朴夏苓汤和《温病条辨》的三仁汤。本文开头讲的女患者夏季起疹为重是夏季阳气浮越于外、蒸腾湿邪之故。腋窝处汗多，汗多而邪不解，故"白汗"（银屑病皮损）也多，治疗时调节肝脾的同时参以三仁汤义，取得了不错的疗效。

急汗热服，缓汗温服

——脉沉不解者，先缓后急

　　王好古在《此事难知·卷上·太阳六传》中讲到九味羌活汤的服法时说："急汗热服，以羹粥投之；缓汗温服，而不用汤投之也。"这充分体现了易水学派临证风格的细腻，不仅强调方药的应用，对于与方药相适应的服用和护理之法也给予了足够的重视。

同样是风寒湿证，有平素体健者，因明确的淋雨、坐卧湿地等诱因而急性发病者，这时候邪气伤人于最表浅的位置，正气奋而抗争，正邪交争于体表，症情表现虽重，但病变的主要矛盾在邪盛而正未伤，故当急汗，药应热服，并且以热汤、热粥温暖中焦助汗，而求邪气速去，"邪去而正安"。如果有余邪流连，则不可再急汗，只可缓图，以求邪去而正不伤。这就是在"急汗热服，以羹粥投之；缓汗温服，而不用汤投之也"之后，王好古谆谆告诫"脉浮而不解者，先急而后缓"的原因。

有久患"风湿"者，或因居住环境潮湿，或因工作环境阴暗长年难见阳光，或因所处地域阴冷潮湿，或因平素贪凉饮冷，浸淫脾胃，内湿缠绵……这种情况的特征在一个"久"字。"久"则症状可以不重（症状不重多是因为正气不足，无力抗邪以交争），"久"则邪气日深而痰凝、血瘀、湿阻病理产物积聚而阻滞气血运行，加之正气日损，故虽有表证而"脉沉"。这种情况还能"急汗"吗？答案是"脉沉而不解者，先缓而后急"。"先缓"是因为急则药力过病所，风寒去而导致病性缠绵的主要罪魁湿邪留滞，加之正气已伤，而病变更趋顽固迁延，故开始不可急，只能"缓"。"后急"是在阳气氤氲中邪气慢慢被蒸化一部分，正气逐渐恢复，在正邪力量对比的变化中，出现可以快速结束战斗的时机时，可以"急"。

同样的方药，不同的用法，可以出现不同的效果。

具体到银屑病，急性发病者，多为泛发性，点滴型，采用对证方药的同时要注意"急汗热服，以羹粥投之"的用法，务求"断其一指"，迅速击溃邪势而扭转战局。不仅服用和护理之法要急，而且采用的方药也应该药少力专，切忌狐疑，多可选用麻黄加术汤、越婢汤、大青龙汤等麻黄类方，也可选用四味羌活汤。

银屑病慢性发病者，多为局限性，斑块型，多为邪深正伤，不可求速，医者不仅要有将之勇，更要有相之度（先要容邪之度，不可急于求成）。在注意"缓汗温服，而不用汤投之也"的同时，要明白只要是恢复正气的方药，见效都可有"缓汗"的效应。复正时要照顾全面，但应注意药多而不乱，成有制之师，多可选用温经汤、乌梅丸、九味羌活汤等照顾全面之方剂。

速汗与长汗

许叔微在《伤寒九十论》麻黄汤后列一案：乡人邱忠臣……病伤寒，予为诊视。其发热、头疼、烦渴，脉虽浮数无力，自尺以下不至。予曰虽麻黄证，而尺迟弱。仲景云，尺中迟者，营气不足，血气微少，未可发汗（见《伤寒论》第 50 条）。予建中汤，加当归、黄芪，令饮之。翌日病者不耐，其家晓夜督发汗药，其言至不逊……但以建中调理而已。及六七日，尺脉方应，遂投以麻黄汤……仲景虽云不避晨夜，即宜便治。医者亦须顾其表里虚实，待其时日。若不循次第，虽暂时得安，亏损五脏，以促寿限……昔范云偶感寒疾……请徐文伯诊视之……曰便瘥甚易，但恐二年后不复起尔。云曰朝闻道夕死可矣，况二年乎。文伯以火烧地，布桃柏叶，设席置其卧上，顷刻汗解，以温粉扑之。翌日愈，甚喜。文伯曰不足喜也。后二年果卒矣。夫取汗先期，尚促寿限。况不顾表里、不待时日、便欲速愈乎。每见病家不耐三四日，昼夜促汗。医者顾利，恐别更医，随情顺意，鲜不致毙。

虽是宋人书中所述，但读来却如同是今天的写照。看来古今病人多数一样，都"不耐"，想快点好；古今庸医也类似，"顾利，恐别更医，随情顺意"，帮着病人去追求速效；古今如张仲景、徐文伯、许叔微那样的明医都不多。张仲景知道当汗但是须待时日汗才无损；徐文伯可以明了疾病的整个进程，可以预言"便瘥甚易，但恐二年后不复起"，治疗后注意将息法"温粉扑之"；许叔微可以指出"不循次第，虽暂时得安，亏损五脏，以促寿限"，患者"其言至不逊……但以建中调理而已"。

患者更多想快点看到疗效，而医生更应该考虑病人的长远效果甚至根治的问题。

具体到从"汗"论治银屑病。从有这样的理论和实践开始，一知半解的患者、医者、商家就开始合力求"速汗"，于是汗蒸有了，于是熏蒸法有了，于是帮助患者大汗特汗的很多方法应运而生。在这过程中，有谁对

46

于"汗法治疗银屑病"的真谛真正下过工夫?

汗法之所以称之为"法"是有法度的,有节制的,有规矩的,有适用范围的。

汗法的目的在于长汗,微汗,汗出遍身均匀。是帮助人体恢复健康,而不仅仅是针对症状和疾病。

如果能真正通过治疗获得"长汗"的状态——尽可能多的时间保持遍身温热、微似有汗,并且让自己的生活方式转变为维持这种健康的状态,那么,就会健康常驻。把治疗目标提到了健康的高度,疾病的根治就变为不言而喻的事情了。

但是如果得汗不得法,只求"速汗",只求症状和疾病的暂时减轻,没有从思维的高度认识健康医学和疾病医学的不同。那样,得到的结果只会是治病而伤人,不仅病会去而"复发",更会祸不旋踵。范云偶感寒疾,为了快点治好小病,而过了二年后尝到"速效"的恶果——死亡的故事,值得我们警醒。"取汗先期,尚促寿限。况不顾表里、不待时日、便欲速愈"的古训当作为如今每个医者的座右铭。

外汗与内汗

外汗是指通过外治的方法——诸如泡澡、外涂、外熏、穿衣等做到相对正常的出汗。

内汗是指通过内治的方法做到相对正常的出汗。

无论外汗、内汗都强调正常的出汗——即符合遍身、微汗、和缓、持续四个条件的出汗。作为治法来讲,是以正常的出汗为目标的内治得汗法和外治得汗法。

临床中一般会内外兼施。只要是以安全、不影响长效为前提,所有的方法都可以系统地、有序地使用。

无论是以皮损减轻为目标,还是以汗为目标(泡澡、外涂、外熏、穿衣等通过各自的机制都可以达到局部或者整体皮肤"模拟出汗"的效果),

外治的方法都显得更快一些。

这引起患者的质疑：①银屑病只是皮肤病，外用有效，何必内服药物呢？②银屑病是身体健康出现问题的局部表现，内治外治一起用，虽然见效快，但是外用的药物不能停，一停就犯，所以外用是没有意义的，单用内治的方法治疗不行吗？

应该说能提出以上两类质疑的患者都是在积极思考的患者，比起听凭医生"摆布"的患者来讲，是更"合格"的患者。这类患者的出现要求医生是讲理的，是有理可讲的，是可以以理服人的。这要求医生也必须尽快成长为"合格"的医生。"合格"的患者和"合格"的医生合起来，会成就更成熟的医学。这对于患者、医生、医学三者来讲是共赢的事。

对于第一类质疑，在肯定外治效果的同时，需要让患者明白内治的重要性。不排除单纯外治就有治愈并且不再复发的病例存在。这类病例的治愈机理在于外治创造的"模拟治愈"的效果，让患者放松，这会直接影响到心身医学的"心"的部分，如果患者的身体内部环境的混乱是一过性的、可逆的、可以自我恢复稳态的，通过"模拟治愈"的假象诱导的"心"的恢复，进而出现"自愈"，这就是通过外治获得治愈，其表象背后的复杂程序，无论中药还是西药外治，包括以皮损减轻为目标的西医治疗，短期治疗获得长期治愈的效果，其根本都是患者本身的"自愈"机制在起作用。医生和医学必须理性，不可因为患者的自愈而将治疗的成功盲目归功于治疗方法的有效。

其实，如果能看到第二类患者的质疑，第一类患者的质疑也就可以不解自释了。提出第二类质疑的患者，其"自愈"能力已经因为本身的原因或者长期错误的治疗遭到了破坏，所以他们必须更多地求助于以整体健康为治疗目标的全身治疗。

单纯外用有诱导自愈的成功案例。而对于急性起病的患者，不用外用药，单用口服中药治疗，同样有 1～4 周治愈并且长期观察没有复发的病例存在。应该说单纯外用和单纯内治都可以针对某些患者取得很好的短期和长期效果。长期效果——也就是目的是少复发或者不复发的治疗——是在考验医者调动患者心理、社会、生理三方面有利因素的能力。只有心身医学的各个方面我们都注意到了并且加以引导、提高，才能更好地调动患者的"自愈"能力，进而达到治愈、不复发或者少复发的目标。所有的治疗都应该以不损害患者的"自愈"能力作为铁的原则。如果医生破坏了患者的自愈能力，导致患者病情反复，进而推诿于疾病本身容易复发，这种"目中无人"的治疗严格说来是在对患者的身体犯罪。

之所以会有第二类患者的质疑，就是因为此类患者经过长期的、反复的、不恰当的甚至是错误的治疗，其自身的"自愈"能力遭到了破坏。所以外用创造的"模拟治愈"的效果无法激活患者的"自愈"机制。于是从治疗的表面来看，就是外用取得的效果不牢靠，外用不能停。

应该说外治的效果更多在速效上，以及速效带来的良性的心理诱导效应。内治的作用更多在治人上，帮助患者解除疾病，同时帮助患者修复和提高其"自愈"能力。从"自愈"的角度看，外治和内治不可偏废，需要协同、方向一致、有序配合。

外汗（外治的方法得汗）重在速效，外汗必须等到与内汗（内治的方法得汗）接头、汇合，疗效才更可靠、持久。所以停止外用要在医生的指导下循序进行，不可乱停乱用；对于内治的效果也不可心存怀疑，方向正确则功到自然成，必须要有一个复杂的内部变化的过程。

无感温度

——泡澡得正汗的关键

泡澡能得汗吗？答案是肯定的。但是如果要求得的是正常的汗——符合缓和、持续、遍身、温润四要素的汗，答案就应该是否定的了。

要取正常的汗需要长时间将泡澡温度控制在舒适的范围内，这就需要一些方便使用的温控设备。

正常的汗在量上的要求是"微似有汗"。什么叫"微似有汗"呢？笔者直接用"温润"来代替"微似有汗"——就是用手背来接触皮肤，感到潮潮的就够了，绝不能有看到汗滴在流淌，那样就过了。

泡澡要达到"温润"，却不能大汗，这是为什么呢？因为"遍身有汗"是身体变通的外在标志，但是因为汗"微"，所以对于身体没有伤害。遍身"温润"就是身上都变通达了。但是既要控制在"微"汗，又要满足"遍"身，除了时间长以外，别无他法。

还要注意的一点是，"遍身微汗"实际上是达到银屑病最终治疗目的的标志，在最初的治疗中肯定是无法达到的，需要朝着这个目标，循序渐进、有计划、有步骤、耐心地向目标靠近。不能在治疗初期就好高骛远、急于求成，那样的话只能是"欲速则不达"，给自己带来不必要的焦虑。

还有一个问题，是不是泡澡达到这样"正常汗出"的要求就可以治愈银屑病而不需要内服药物了呢？回答这个问题之前让我们先来看一个病例：

李某，女，已经坚持间断服药 2 年，累积服药超过 6 个月。在她治疗期间，其子也因居住地潮湿和饮食生冷过多而患银屑病，起病后直接找笔者诊治，利用温散的方法很快治愈。其子治愈的结果给了她很大的信心，但是人到中年，家事繁杂，无法坚持治疗。她原先四肢的皮损是大片弥漫、肥厚、干燥的，如前臂外侧的皮损已将前臂外侧全部覆盖，治疗颇为困难，间断吃药的同时，创造了微似有汗的泡澡条件，坚持数月，上肢大面积的皮损已经全部退去，皮肤光滑、外观正常。

患者自认为对于上肢皮损的效果是泡澡的功劳，但是对于下肢皮损依然大片、肥厚感到奇怪。笔者为之分析：银屑病皮损如冰，有的地方为冰片，漂浮于水面，而有的地方为冰块，一部分浮现于水面而更大的部分隐藏在水面之下。泡澡如同从水面外加温，能把水面之上的冰融化掉，这就是上肢的皮损消失的原因。但是下肢为寒湿容易积聚的部位，下肢的皮损多是冰块，泡澡可以融化掉皮肤表面的"冰"，对于皮肤表面之下的冰是没有太大作用的。

于是对此患者的医嘱是：微似有汗泡澡可改为隔天或者隔 2 天 1 次，而对于口服药从内部来融化寒"冰"需要加强，不能再间断服药，并且需要从 1 天 1 剂逐渐增加为 1 天 2 剂、3 剂甚至更多。

如此看来，泡澡的作用也是有其局限性的。

内外夹击融"冰山"

在心理学界、文学界、管理学界、医学界等都会常常谈到"冰山理论"。

弗洛伊德认为：人的人格就像海面上的冰山一样，露出来的仅仅只是一部分，绝大部分都藏在海面之下，而正是海面下的部分决定着海面上的部分。

海明威也以"冰山"为喻，认为作家只应描写"冰山"露出水面的部分，水下的部分应该通过文章的提示让读者去想象补充。可惜习惯了"快餐文化"的现在的读者已经很少去探究水下的那部分"冰山"。

总之，冰山理论的核心意义在于，冰山有露出的部分，也有没有显露的部分。观察时、思考时、写作时，不仅要知道显露的部分，还需要对于没有露出的部分予以足够的关注。

笔者很早就做过这样的比喻，当前的银屑病皮损大部分可以用"冰"来理解。医生和患者更多地看到的是露出皮肤表面的"冰"，而那只是"冰山"一角，"冰山"更多的部分藏在皮肤表面之下。

某患者，女，头面部银屑病皮损严重，口服温通方药的同时外用硫黄和酒为主的几种外用药，很快取得了"疗效"——头面部皮损已经都看不到了。笔者嘱之可以逐渐减少外用药的次数，但是不能停，中间如有皮损明显时，马上缩短外用药的间隔。

半个月后复诊，患者抱怨治其病的效果看来是来自外用药，最近她没有按照医嘱抹外用药，皮损就又出现了。

笔者接诊的银屑病患者多数为久治不愈、走过很多弯路的患者，这些患者都不同程度地存在着心理问题。共性的问题之一便是不遵医嘱。经过很多不恰当治疗的银屑病患者，治疗肯定是有难度的，短暂的"疗效"可以给自己信心，在这点上没有必要那么较真。患者需要的是最终的健康，这和笔者的治疗理念是完全一致的。具体外用药物和口服药物如何配合，其实是医生的事情，患者要做的是找到一个好医生，然后忠实地执行医嘱，这就够了。而不应该是半信半疑。

话虽这样说，可是当患者抱怨时，如果医生拿不出圆满的解答，就会为最终的治疗失败埋下伏笔。这个时候笔者搬出了银屑病的"冰山理论"——露出皮肤表面的冰用温性的外用药消融，融掉后，很快皮肤下面的冰就会让内服的温散的药物给托出来，需要继续用外用药来融化。医生并没有说过外用药取得很快的"疗效"就是治好了，所以患者也不必去验证。外用药需要与内服药配合，有规律地增减，以达到把整个"冰山"融掉的最终目标。这需要符合两个要求：一是治疗的大方向是温的，外用的、内服的治疗都必须符合这个大的原则；二是需要内服、外用一起来，内外夹击，把冰山融化掉。

患者信服地走了，之后外用药的时候不再一曝十寒，而是规律地增减。治疗进入了正常的轨道，笔者有信心领着她走向健康的彼岸。

得汗不止于药

——名医张子和的故事

很多读者一接触"银屑病从汗治"这个话题便想当然地认为是讲吃药发汗治疗银屑病。这里面有两点误解：一是误认为汗就是发汗；二是误认为取汗必须用药。前一点笔者已经诉之再三，本文要介绍的是一些未经服药得汗的医林故事，希望帮助大家在用广汗法治疗银屑病时打开思路。

《儒门事亲·热形·恶寒实热六十一》记载："一妇身冷……食沸热粥饭，六月重衣，以狐帽蒙其首犹觉寒，泄注不止。常服姜、附、硫黄燥热之剂，仅得平和，稍用寒凉，其病转增，三年不愈。戴人诊其两手脉，皆如绳有力，一息六七至。"《脉诀》曰："六数七极热生多。以凉布搭心，次以新汲水淋其病处，妇乃叫杀人。不由病者，令人持之，复以冷水淋其三四十桶，大战汗出，昏困一二日，而向之所恶皆除。此法华元化已曾用，世无知者。"

阳气郁闭之重症，一派寒凉表现，三年间服热药仅得平和，寒凉则症重。脉象有力粗大而数，证明阳气壮实为邪郁闭，阳本不弱故温阳无效，须"发其阳"，应该用麻黄类方。但"热深厥亦深"，外寒内热格拒较剧，用麻黄类方如果不到位"发之不开"，怕会加剧内热外寒之格拒。张子和不愧为临床高手，以冷水治"寒"，激发郁闭之阳气，不药胜药。初阳气未达，寒加重，"妇乃叫杀人"。继续不断加量，至"三四十桶"冷水淋之，阳气郁极而发，"大战汗出"，病情向愈。战局扭转，然正气也大伤，"昏困一二日"，自愈。

非常之症必有非常之医、非常之法、非常之力度才可治，如果临证犹疑，恐半途而废。

张子和临证堪称大家，不仅有冷水淋之"三四十桶"得汗的坚决，也有以怒胜思得汗之巧妙：一富家妇人，伤于思虑过度，二年不寐，无药可疗。夫求张子和治之。张乃与夫相商，以怒激之。多取其财，使酒数日，不处一方而去。其妇大怒而汗出，是夜因眠，如此八九日不寤。自是食进，脉得其平而安。

思则气血暗耗，加之思则气结，故气血不能上荣而不寐；怒则气上，气血上行而得寐。从五行讲，怒属木，思归土，土郁须得木来调。

至于为何怒胜思可以得汗，冷水淋之可以得汗，只要从阴阳和、气血调、道路通来解，即可找到答案。

不服药得汗的故事还有很多，如饮热汤适度可以得正汗，热熏适当可以得正汗，温覆适当可以得正汗，日晒适当可以得正汗，这些都属于常法，兹不赘述。

53

湿去气通自然汗解

《素问·灵兰秘典论》中说："三焦者，决渎之官，水道出焉。"又说："膀胱者，州都之官，津液藏焉，气化则能出矣。"《灵枢·本输》说："三焦者，中渎之腑也，水道出焉。"三焦和膀胱合起来主管人体的排水系统，排水功能正常体现了体内气化的正常，同时也在维护着体内正常的气化。

《灵枢·本脏》说："三焦膀胱者，腠理毫毛其应。"从生理上讲，腠理毫毛与三焦膀胱是密切呼应的，人体排水系统与腠理开阖息息相关。从病理上讲，腠理郁滞可影响水道的通畅，而反过来水道不利也会导致腠理的郁滞。

《伤寒论》有五苓散方，将泽泻、猪苓、茯苓、白术、桂枝捣为散，以白饮和服方寸匕，日三服，多饮暖水，汗出愈，五苓散以甘淡渗利之剂利水道，使邪从小便而去，但治疗的取效指征却是"汗出愈"。在湿性病的治疗中，无论病位所在，往往酌加淡渗利湿之品，以使邪由小便外泄，即"治湿不利小便，非其治也"（语出李东垣《内外伤辨惑论·卷中·肾之脾胃虚方》）。

治疗的着手之处在利小便，但治疗的着眼点却可以在汗。

笔者倡导广汗法治疗银屑病，以汗为治疗银屑病的必经之路、治愈标准。在治疗湿象明显的患者时，一边强调汗出，一边用利湿之法，收效满意，但理论上不够通透，及至读到石芾南《医原》所言"启上闸，开支河，导湿下行以为出路，湿去气通，布津于外，自然汗解"，方才豁然开朗。

湿为阴邪而下趋，给湿邪以出路，湿去气机恢复，气正化布散津液于外，汗自然出。

某患者，男，60岁，全身银屑病皮损面积达70%。皮损肥厚，以手触之，如摸砂石，病史近40年，几经治疗无长效，且越治越厚，已对治疗失去信心，停止所有治疗2年。其近亲经笔者短期治愈后，该患者求治于笔者。高年顽疾，苔腻舌淡，干燥肥厚，颇费思量。

对于顽固干燥、肥厚皮损，赵炳南称为"顽湿"，其意为阴邪（包括湿邪）留积的部位阳气多被阻遏，阳气受阻，津液无从正化故现"燥"象。几经易方，最终确定了归脾丸方、藿香正气散方、龙胆泻肝丸方、小柴胡汤方合方加减的方案，治虚、治湿、治郁同步进行，以治湿为主导，配合广汗法其他生活处方的不断跟进，数月间收效称奇，四肢皮损几乎全部退去，腹部大片的"沙漠"中间出现星星点点的小"绿洲"。

治疗过程中，精神好，出汗向匀，皮损总体性缩小变薄，期间大片皮损周围出现新的、小的皮损，这是阶段性的，是"冰块"由聚变散的动象，对于慢性阴证皮损，可加快治疗步伐。

止汗也是广汗法

很多同道和患者并不理解广汗法的涵义，一听到广汗法，便想当然地认为就是要出汗。甚至有人把某些"出大汗好得快、出小汗好得慢、不出汗好不了"之类的非中医言论也当成是广汗法，实际上这是对广汗法的误解。

广汗法作为一个特定的名词，是有严格界定的，关键要明白两个字：一是汗，二是广。

汗，特指正常的出汗——同时符合可持续、全身均匀、微微湿润、汗势和缓四个方面的出汗。广汗法的目标是健康而正常、符合四要素的出汗，是机体健康的外在标志。

广，不仅指方药使用灵活、不局限于辛味发汗，而且还包括了日晒、泡浴、运动、饮食、衣着、情绪等各种非药物方法产生的正常出汗。或者说，如果从"法自然"的中医原则来看，非药物治疗的后者是广汗法更推崇和首选的方案。

与正常出汗相对的是不正常的出汗，进入夏季，汗出过多（包括局部和整体的汗出过多）可视为不正常出汗的重要表现形式。

对于汗出过多的这种不正常出汗，止汗就是广汗法。

如患者闫某，平素头部和上半身汗多，进入夏季这种情况更加突出，其上半身及下半身的皮损都属于顽痰死结之类、质地特别结实的银屑病"疙瘩"（疣状银屑病），这样的皮损汗多没有作用，只有止汗，让体内的阳气含在身体里，不那么急于泄出去，实现"阳气内蒸"，才有可能化解顽痰死结。

笔者视其舌尖红，苔薄腻，舌下淡红有瘀，脉缓，以止汗为大法组方：

杏仁 12g，白蔻仁 5g，生薏苡仁 18g，生大黄 3g，元明粉 3g，仙鹤草 30g，生麻黄 3g，麻黄根 9g，生牡蛎 18g，生龙骨 18g，厚朴 6g，滑石15g。

上药 7 剂，水煎服，日 1 剂，分 2 次服。

服药后，上半身汗减少，下半身汗略多，汗向全身均匀转变，效不更法，加减继续服用，并且强调上半身穿衣适当减少，下半身要适当增厚。

由此可见，适当应用止汗大法，也会让机体向着正汗转变。所以说止汗也是广汗法，广汗法不只是发汗。

"辨不可发汗"篇的启示

清代医家吴鞠通有一段话，大意为："医生不得有善用之药，若有善用之药，必有不当用而用者；医生也不得有畏用之药，若有畏用之药，必有当用不敢用而误者。"对于药是如此，对于法又何尝不是呢？

笔者临床重"汗"法，但也时常提醒自己：不可有不当用得汗法而执著于得汗之误。

"离开禁忌证片面强调适应证，临床上施方用药将失去法度，同样，离开适应证片面强调禁忌证，宛若作茧自缚"（李心机语）。《伤寒论》中"辨不可发汗病脉证并治"一篇便提示了汗法（特指发汗法）的禁忌证。

条文中看不懂者不少，如有关"动气"的条文。但品味可以读懂的条文，收获已经不少。以下不揣浅陋，对于该篇中提出的不可汗情况做一简要小结，以期对"广汗法"得汗的步骤有更完善的认识（广汗法以得汗为最终的目标，可发汗者为最容易达到目标者，步骤简单；而不可发汗却最终需要得汗者，步骤自然会复杂得多）。

"辨不可发汗病脉证并治"一篇不可发汗的情况大致有三类：

一是非表郁，或者说主要矛盾不是实邪在表，不可发汗。如第 142、265 条，邪至少阳，不可发汗。

二是有表证，但以里邪为主要矛盾者不可发汗（即"虽有表证，实无表邪"）。如第335条，厥为在表的症状，但主要矛盾在里热郁闭，故治应用下，不可发汗。

三是里虚者不可发汗，包括阴虚、阳虚、气虚、血虚。如第23、50、285、364条等，无论病在何经，还是杂病，只要病机中有诸虚存在，便不可发汗。这点尤其需要固执于"方症对应"的中医初学者注意，"其形相像，根本异源"（《伤寒论·辨不可发汗病脉证并治》原文），不究病机，执方欲加，可能动手便错，有时候貌似有效，实则伤人害命，促其寿限，贻害无穷。

讲到此，笔者想到不见于此篇的《伤寒论》第49条曰："……法当汗出而愈，若……不可发汗……须表里实，津液自和，便自汗出愈。"第49条讲的似乎是汗出自愈的情况，但在当今临床上静候自愈并不太现实，医生需要采取主动，只是不能条件不足时轻举妄动。"表里实"是"自汗出愈"的条件，实际上也是《伤寒论》中"可发汗"的条件。表里实而以邪在表为主要矛盾者才可发汗。

此外，笔者将既见于《伤寒论》第398条原文，又见于《伤寒论·辨不可发汗病脉证并治》篇中的条文共计17条，按第398条的顺序重新整理如下，括号中为第398条条文中有，而《伤寒论·辨不可发汗病脉证并治》篇中没有的内容。

第23条：太阳病，得之八九日，如疟状，发热恶寒，热多寒少，其人不呕，清便欲自可，一日二三度发，（脉微缓者，为欲愈也）脉微而恶寒者，此阴阳俱虚，不可更发汗（或更下、更吐）也。

第27条：太阳病，发热恶寒，热多寒少，脉微弱者，此无阳也，不可发汗。

第50条：脉浮紧者，法当身疼痛，宜以汗解之。假令尺中迟者，不可发汗。何以知然？以荣气不足，血少故也。

第83条：咽喉干燥者，不可发汗。

第84条：淋家，不可发汗，发汗必便血。

第85条：疮家，虽身疼痛，不可发汗，汗出则痉。

第86条：衄家，不可发汗，汗出必额上陷脉急紧，直视不能眴，不得眠。

第 87 条：亡血（家），不可发汗，发汗则寒栗而振。

第 88 条：汗家，重发汗，必恍惚心乱，小便已阴疼，与禹余粮丸。

第 142 条：太阳与少阳并病，头项强痛，或眩冒，时如结胸，心下痞硬者，（当刺大椎第一间、肺俞、肝俞。慎）不可发汗。

第 265 条：伤寒，脉弦细，头痛发热者，属少阳。少阳不可发汗。

第 284 条：少阴病，咳而下利。谵语者，被火气劫故也，小便必难，以强责少阴汗也。

第 285 条：少阴病，脉细沉数，病为在里，不可发汗。

第 286 条：少阴病，脉微，不可发汗，亡阳故也。

第 294 条：少阴病，但厥无汗，而强发之，必动其血。未知从何道出，或从口鼻，或从目出者，是名下厥上竭，为难治。

第 335 条：伤寒，一二日至四五日，厥者必发热。前热者后必厥，厥深者热亦深，厥微者热亦微。厥应下之，而反发汗者，必口伤烂赤。

第 364 条：下利（清谷），不可攻表，汗出必胀满。

大汗微汗，不可偏执

桂枝汤方后的注可谓影响深远，"令一时许，遍身漐漐微似有汗者益佳，不可令如水流离，病必不除"。这几乎成为汗法的教条，让中医同道对于微汗印象深刻，同时对于大汗却十分顾忌。

同是汗法代表的《伤寒论》麻黄汤取汗也遵循了桂枝汤方后注的要求，"覆取微似汗，不须啜粥，余如桂枝法将息"。但在麻黄汤的另一版本有不同的说法——《辅行诀》小青龙汤（即《伤寒论》中的麻黄汤）方后赫然写着"必令汗出彻身，不然恐邪不尽散也"。前者强调了微汗，后者却强调了"汗出彻身"——应该不排除身体条件允许时的大汗。

近有患者谢某的经历可以让我们一起重温大汗的重要性。

银屑病患者小腿前面较难出汗属于共识。谢某治疗数月，一直秉持微汗法，身体整体状况和皮损均有明显好转，但是小腿前面欲汗而难汗。

单位有羽毛球赛，谢某推脱再三，不得已参赛（笔者对于"对抗性运动"原则上是反对的，因为只要对抗运动，一定会汗出"如水流离"。"立足微汗求大汗"只是原则，除了集训、特训的方式，要让患者自己去操作是有困难的，不如一律禁止其对抗运动，这样更具可操作性）。虽然她尽量缓和地参赛，但是还是出了很多汗。赛后，有一个情况让她很兴奋——小腿前面开始出汗了。

"究竟该大汗，还是微汗呢？"就这个问题，谢某请教笔者说："如果一直微汗，小腿就不会出汗。是不是应该更多大汗呢？"笔者答："以微汗为基础，为常态。在平素微汗、正气较为充足的前提下，偶尔大汗可以把不通的地方打通，是可以的。但是不能因为偶尔的大汗尝到了甜头就把大汗作为习惯，那样就会对身体造成损伤。大汗只能是偶尔的，暂时的。"

笔者治疗有一个原则：以最小的正气损耗为代价求得身体的通畅（如果说不消耗正气是不现实、不客观的）。微汗对于身体的损耗最小，于是符合求长效的原则。而偶尔的大汗对于比较充实的身体来讲，损耗也不会很大，但可以获得微汗所不能达到的荡涤顽痰死结的作用。

从根本上来讲，治疗是一个随时权衡利弊的过程。谢某如果一开始就大汗，会伤损正气，欲速而不达。因为有了前面一贯的微汗，让身体渐通而不伤，正气慢慢蓄积，有与邪气打一仗的资本了，在体表的反应就是"欲通难通，热而难汗"。

这时，恰好打了一场球，鼓励正邪交战，气血奔涌，一战而通。通后需要休养生息，见好就收，不能盲目地大汗，一通再通，劳民伤财，不利于身体的长治久安。

大汗与微汗，可以用急治与缓治的对比作解，"急则治其标，缓则治其本"，虽然"治病必求于本"，但是急攻之法不可废。

从大汗、微汗的讨论我们可以看出，在医学研究的道路上，没有一贯的、教条式的正确，没有一劳永逸的结论，只有因人、因地、因时的权衡，变化是永恒的，而静止是相对的。

汗，作为立足于健康、以人为本、着眼于长远的治疗指标来讲，可以说是永恒的。但是究竟是发汗为主还是止汗为主？究竟是该大汗还是该微汗？究竟是可以清热凉血还是慎用清热凉血？这些具体的细节都是相对的，都要靠医者的思维去临场决断。

多年以前，笔者说过一段话："医疗的大方向需要高瞻远瞩来确定。大方向确定后，具体的操作就需要如山道开车般灵活转向。大方向一定要坚守，而小方向一定要灵活，不可固执。既要万变不离其宗，又要圆机活法，二者不可偏废。"至今读来，仍以为正确，说来与同道共勉。

中篇

汗是健康的一扇窗，
围绕健康说根治

从系统理论解读汗对银屑病防治的重要性

1968 年，贝塔朗菲发表的《一般系统论》中讲：系统是由许多相互关联又相互制约的各个分支部分组成的具有特定功能的有机整体，并且具有时间上的动态性及空间、时间、功能上的有序性。生命现象是有组织、相互关联并且有序的，其目的性是系统要走向最稳定的系统结构，这就引出了"自组织系统"理论。

航空医学与生物医学工程专家俞梦孙院士和杨雪琴教授认为：从人体系统的自组织能力角度看，发生慢性非传染性疾病（这类疾病与生物、心理、社会、生活方式、环境有密切关系，包括各类癌症、代谢障碍综合征和银屑病等）的根本原因是整体失调，是人体系统自组织能力的弱化。整体失调是人类发生这类疾病的必要条件，在整体失调前提下究竟会发生哪类疾病则与自身的生活习惯、性格、体质、遗传基因等多种因素有关，这些仅仅是容易发生某些疾病的充分条件。

当前这类疾病的研究热点多放在基因上，整体状态失调的研究没有得到应有的重视。事实上，大多数人或多或少地存在疾病相关基因。只要整体状态调节良好，即使存在疾病相关基因，疾病也不会发生。

控制论创始人 N·维纳认为"人是一个维持稳态的机构""人的生命在于稳态的维持之中"。健康体现在人体是整体稳态的维持，而在皮肤方面体现的是皮肤稳态的维持。皮肤的稳态有什么客观指征吗？有，那就是汗。着眼于汗，那么银屑病的治疗目的就成为了恢复和保持健康的出汗，而不仅仅是被动地防病、治病。这样，治疗、预防、保健、养生成为了一个整体，并行而不悖。医学会变得主动而积极，真正健康的医学目的才会得到回归。这样的治疗理念不仅适用于银屑病，同样适用于其他慢性非传染性疾病。

《银屑病患者必读》一书中写道："银屑病的发病、诱发和加重与生物、心理、社会和环境等因素相关，是全身状态失衡的一种皮肤异常表现。"

银屑病作为一种慢性非传染性疾病，符合疾病是"整体身心失调状态的局部体现"的论述，在发病前整体上存在"自组织能力的弱化"状态。有报道称银屑病患者存在自主神经调节功能低下和自身免疫调节功能紊乱；也有研究证明银屑病患者常伴发代谢障碍综合征等慢性疾病。可见银屑病患者存在整体身心状态失调的基础，其皮损仅是局部体现。所以着眼于皮损的治疗不仅不能获得真正的健康，反而可能会损害患者长久的健康，有些极端情况下无异于"饮鸩止渴"。

调查显示，在银屑病患者中有遗传家族病史者仅占 10%～30%，北方患病率比南方高，冬季容易复发，居处潮湿、熬夜、酗酒、情绪波动、感冒误治等容易诱发银屑病，以上这些因素一起构成了银屑病发病的充分条件。而整体状态失调才是必要条件。需要特别强调的是，如果必要条件不具备，即使充分条件具备，也不会发生银屑病。

对银屑病发病，这一认识是极其重要的，这为银屑病可预防、可根治、可愈后不复发提供了理论基础。

这样我们的治疗重点便应转移到必要条件上，也即患者的整体状态上。基因和诱因都属于充分条件，若没有疾病适合发生的土壤，疾病就不会发生。

将这些复杂的理论告诉银屑病患者使其明白的切入点就是正常的汗出——遍身均匀、微微有汗。只要思考，我们便可以找到"健康医学"针对每个特定疾病的客观指标。"健康医学"与笔者从中医学角度出发一贯强调的"给邪以出路"和"复正"（重建人体正常秩序）、"持正"核心内容是高度一致的，可见中西医理论在更高的层面上可以互通。

如何运动才能健康出汗

笔者提倡治疗的目标是健康，正常的出汗是健康的一种标志。

那么，如何出汗就算健康了呢？有四点：一是范围，全身均匀；二是量，微微有汗、微似有汗，说白了就是发潮、发润而不至于形成汗珠、汗滴；三是势头，要和缓地出，温和地提高身体的温度，保持住而后出汗，不是猛地出一身，突然又变冷了，不是乍寒乍热；四是时间，可持续，符合前面两点的话，时间越长越好。

运动是达到正常汗出的一种手段，很多医生和患者都明白这点，笔者也将"适度多动"列为"四多"之二，但在实际操作中存在很多误区。

如以"更高、更快、更强"为目标的运动就与健康无关，如打篮球、羽毛球、剧烈快跑等高对抗性、高强度的运动都与健康无关，这点职业运动员多伤病的事实可以为证。所以必须提出一个新的概念，叫"健康型运动"。

健康型运动，简言之，就是以同时符合"持续、和缓、均匀、微汗"为目标的运动，也就是以长久的健康为最终目标的运动。在与银屑病患者沟通的时候，我们会经常讲到一句话——"低强度长时间运动，一滴汗出遍全身"，便是讲健康型运动的。

要把治疗融入到生活中去，比运动更容易常态化的是劳动。

运动可以分健康型运动和竞技型运动；与此相应，劳动也可以分为健康型劳动和竞技型劳动。

多年前，笔者曾经把运动和劳动的区别总结为四点：一是动作范围不同；二是目的不同；三是心情不同；四是节律的有无。

第一点，劳动的动作范围多是局部的；而运动的范围多是全身的。

第二点，劳动的目的在于尽快做完，获取报酬；而运动的目的在于锻炼身体，慢慢享受其过程。

第三点，劳动的心情多数时候是有压力的；而运动的心情多数是放松、愉悦的。

第四点，劳动的时候很少有人会注意节律；而运动很多是要体现生命的美与律动的。

后来在笔者初期研究综合、系统疗法得汗获得健康的时候，"适当多动"被作为重要的一项提了出来。当时强调的是劳动和运动的不同，告诉大家劳动不可以替代运动，有轻劳动而重运动之嫌，并且提出了"运动型劳动"的构想。

直到近年，才有了系统的构思，把运动和劳动都分为健康型和竞技型。

劳动和运动同样可以对健康有利，但必须是以健康为目标的"健康型运动"和"健康型劳动"。以汗为标准能很容易地鉴别你所从事的劳动和运动方式是否健康，如果能同时达到"持续、和缓、均匀、微汗"的标准则判断为健康型，否则即为竞技型。

"竞技型"与"健康型"运动、劳动在日常生活中是很容易转化的，重要的是观念的转变。比如骑自行车至某目的地，用30分钟，到达时头面部热汗淋漓，身上其他地方还没有热起来；同样的路程，用45分钟骑完，头上微汗，全身、特别是小腿前面也微汗，身上所有地方都均匀微汗。前者属于"竞技型"，而后者属于"健康型"，表面上看相差的只是一刻钟，实质上却是观念的转变。

综上所述，应该提倡"健康型运动"和"健康型劳动"，推广"持续、和缓、均匀、微汗"的健康出汗指标，这些不仅对于银屑病的防治有利，对于其他慢性病的防治、保健养生都有很大的意义。

根治银屑病须改变体质

近读中国中医科学院潘桂娟研究员《论日本汉方一贯堂医学的学术特点及现代意义》一文，发现一贯堂医学的一些观点与我的理论异曲同工。如该学派对于疾病发生的观点是："准确地把握体质和疾病的因果关系……也就是说具有某种体质的人容易患何种疾病是有一定规律的，掌握各种体质特征的发病规律，便可以有效地预防和及时地治疗疾病。"

该学派对于体质与疾病治疗的关系有两点认识，道："其一是掌握了体质与疾病之间有规律的相关关系，便可以掌握治疗时机，控制疾病的发展，缩短病程，提高疗效。其二是通过药物改善体质（消除产生疾病的潜在因素，将疾病消灭在未发病之前）或在疾病已发之际，将改善体质与治疗疾病有机地结合起来，达到根治的目的。"在谈到疾病的根治和预防时，该学派认为："着眼于消除造成人体不同体质类型的环境因素，如饮食卫生、生活方式等，从而在一定程度上控制或阻断某种体质的形成，从根本上预防疾病的发生。"

该文对于体质的强调切中了疾病治愈、预防等一系列问题的要害。体质是疾病发生的背景，单纯地强调疾病的分型论治是针对疾病的结果，是"治其然"；只有着眼于体质的动态变化，兼顾疾病、症状的治疗，才能"治其所以然"，才有资格谈"治病必求于本"。

目前有很多学者强调"方症对应"，是在给后学者指出中医临床上手的捷径。如果想要登堂入室，离开对于体质的思考，离开对于疾病发生背景的理论层面的解读，只能是缘木求鱼。南京中医药大学黄煌教授的"方—症（证）—人"学说，不仅提到了"症（证）"，更提到了"人"，大家不可误读。黄煌教授所说的"人"，其实就是本文所讲的体质。

以银屑病为例来讲，着眼于症状的消除是不可能达到根治的目标的。只有对于疾病发生的机理有透彻的认识——从体质的特异性和动态变化到疾病、症状的发生之间的每个环节都给予合理的理论解读，才可能对银屑病的发病、治疗和治愈后不复发有清晰的认识，也才有可能预防银屑病的复发，达到根治的目的。银屑病患者群体中，有的冬重夏轻，有的夏重冬轻。"症"是一样的，或者说从体征上不容易区别，但"人"（即体质）是不同的，甚至完全相反。临床上统计，冬重夏轻者属于寒湿体质者偏多；而夏重冬轻者属于湿热体质者偏多。

一贯堂医学的观点中，还有一点需要特别强调，即在强调"药物改善体质"的同时，更强调了"着眼于消除造成人体不同体质类型的环境因素，如饮食卫生、生活方式等"。此即笔者重视的对于"非药物方法"（笔者提倡用"集训式""夏令营式"的治疗模式，综合治疗顽固性疾病，主要目的在于发掘"非药物方法"在治疗中的巨大潜力）的关注。对于根治，生活方式、思维习惯、饮食习性等的改变是药物的作用所不可比拟的。药物使用再久，对于人体的影响也不可能超过食物和生活方式。药与"生活方式"应该是同源、同功，协同作用的，药更多的目标是消除疾病；而饮食、情绪、起居等生活方式更多地着眼于体质的改变。只有改变了体质，疾病才会失去发生的背景，疾病才可能不再发生，这也就是对于疾病的根治。

银屑病与汗，所要讨论的实际上也是疾病与体质的关系。如果只着眼

67

于银屑病的症状，可用的方法很多；但如果要想到根治，想到"遍身微汗"状态的恢复和保持，则方法就会有很多被过滤掉。在长效和速效冲突的时候，应该以长效为重，用是否影响"长效"来过滤众多可得"速效"之法，这就是笔者提倡的"立足长效求速效"的意义所在。

体质是个体较稳定的一种特性，改变不可能一蹴而就，需要持之以恒。从不容易得某病的体质变为容易得某病的体质，是逐渐积累和变化的过程，只不过这种转变在无意之中；而从容易得某病的体质变为不容易得某病的体质，更难，因为这种转变是在医生指导下有意识地进行。

《景岳全书·传忠录·藏象别论》曰："其有以一人之禀而先后之不同者。如以素禀阳刚，而恃强无畏，纵嗜寒凉，及其久也，而阳气受伤，则阳变为阴矣；或以阴柔，而素耽辛热，久之则阴日乏涸，而阴变为阳矣。不惟饮食，情欲皆然。"以上这段文字，张景岳反复提到了"久""久之"，说明这种转变的渐进性和长期性，体质的改变离开患者长久的"持"，是无法达到目标的。

68

治病可以不说"邪"

中医临床每天都在讲"攻邪""给邪以出路""扶正祛邪"等与邪相关的话语。但对于"邪是什么"这样的小问题，思考的人却不一定很多。

有人认为邪就是致病微生物，攻邪就是杀灭细菌、病毒之类，于是出现了大剂量使用清热解毒消炎中药，堆砌在一起，目的在"攻邪"的治疗方法。或有效或无效，貌似与西方医学接轨，实则是"邯郸学步"，忘了自己本来是会走路的了。

谈到这里，回答"邪为何物"的意义就体现出来了。用现代语言讲清楚中医术语的内涵，只有这样，我们才能对于"中西医医学原理不同，病因的概念与理论也不同"有清晰的认识，才能在临床把中医的思路和西医的思路理清楚。借鉴是应该的，但是思路不清、"混打一锅粥"是要不得的。

研制"高效、速效抗病毒中药"之类的指导方针，研究出来的"新中药"疗效总没有西药可靠，原因就在于思路是错的，用"做面包的规则和标准"去评价"馒头"的好坏，结果只有一个：我们再也找不到真正的"馒头"了。

现代系统科学告诉我们：很多中医方剂虽无抑杀细菌、病毒的成分，但它能在人体内造成不利于细菌、病毒生存的环境，使之难以复制；加之提高机体的免疫力、抗损伤能力及修复能力，这种整体作用、组合拳在客观上取得了不杀菌、不杀病毒而细菌、病毒不能存活的效果，从而达到治愈疾病的目的。要蒸出好"馒头"，必须有尊重"馒头"自身规律的"规则和标准"。

回答"邪是什么"这个问题，首先需要我们的思维回到产生这个概念的时代，原则能用现代话讲出来更好，不能的话宁愿留存其原来古汉语的状态，也不可胡乱解读，不可破坏其本身理论体系的完整性。所幸笔者找到了"邪是什么"用"现代话"解读的不错的答案，《〈黄帝内经〉"邪"概念内涵的学术解读》一文中讲，"邪的概念是对致病因素、致病条件及机体反应的综合概括，实质上是一种病因模式"。

邪，从本质上讲是"审证求因"的产物。是想出来的，思辨的结果，而不是确有其物。

前面回答了"邪为何物"的问题，而接下来便会引出更多的问题：寒邪是什么？湿邪是什么？痰邪是什么？淫邪（《素问·上古天真论》"淫邪不能惑其心"，《灵枢·淫邪发梦》"淫邪泮衍"而成梦）是什么？不是不能回答，而是使用每个术语都要经过一系列的换算、推理过程，有些太复杂。

那么，有没有一种可能，不去讲"邪"，也能够把"邪"所代表的核心内涵表达出来呢？

我们试着以银屑病为例来说。

从生理和病因角度来谈，正常的状态，神志应该是平和的，皮肤应该是均匀微汗的，并且在一年四季应该保持均匀微汗的稳态。一过性的失调如果马上自我调回来，对人体健康并无大碍。但是持续性的失调，如外界的持续寒冷、潮湿超过人体所能自我调节的范畴，如持续的情绪压力、饮食偏颇、多思少动超过人体稳态自我缓冲、回归的能力，于是在体表出现了均匀微汗的稳态消失的结果——或无汗，或汗出过多，或汗出不匀，银屑病的皮损表现实际只是均匀微汗稳态偏离的表现之一。

从治疗角度来谈，就是分析"结果是如何产生的"，使患者的生活方式"猛回头"，让其整体状态向原先的正常状态逐渐靠拢。在这个基础上，用药物针对皮损的结果、针对汗出的不正常状态做出调整，如温通气血，如开郁散结，如排泄体内的废物，以促进患者机体的自我恢复。

简言之，屏蔽了"邪"，我们同样可以说清楚人体的健康、疾病与治疗。健康是一种正常有序的状态；疾病则是人体偏离了正常有序的状态；治疗是对于正常有序的状态的回归。

以上就是笔者所做的中医"现代话"在银屑病诊治上的尝试，其中没有直接讲到"邪"，但"邪"的内涵已经得到了体现，治疗中中医先辈"扶正""祛邪"的方法也都可以"拿来"使用。

为什么要故意不说"邪"呢？因为只要你认真，就一定会被"邪"的含义困扰；而不讲它，我们照样可以用理法方药，同时也更容易与健康医学接轨。

不止于药不离于药

某女，是笔者 2005 年接诊的一个银屑病患者，笔者接诊时其年龄为 29 岁。与笔者相识前已经寻医问药 10 年，从 19 岁到 29 岁的 10 年间，几乎未间断用药，结果越用越重，从寻常型银屑病治成红皮病型银屑病，为了保命，用上明确有致畸胎危险的西药，到求诊于笔者的时候，患者的目的是能够停西药，生育，对于治疗银屑病已经不抱什么希望。

药物是根拐杖。在该用的时候一定得用，而在可以独立行走的时候，必须努力离开它。

判断何时必须用药，何时开始停药，是医生的专业技能。

在与该患者打交道的第一阶段和第二阶段，我都在强调治疗"不止于药"，因为那个时候她离不开药，或者说她用拐杖用久了，根本不敢自己走。第一阶段 3 个月，使用中药，帮助她离开了有危险的西药。第一阶段后经历了 4 个月的会诊，我帮她联系了好的医院和医生，用了没有危险的西药配合中药，目标已经上升为治疗银屑病。但是治疗结果是她离不开西药。于是开始了我作为医生帮助她的第二个阶段。初期的广汗法和初期的心理疗法对她有很大的帮助，她渐渐开始向"学习型患者"转变，渐渐开始了解病变有其自身变化规律，这种规律是药物无法左右的。4 个月后，在笔者的指导下，她停用了中药。2 年后的一天，笔者得知其已经产下一健康女婴。

药物是把钥匙。对于一种顽固疾病来说，门不会只有一道，钥匙也不会只有一把。过了一道门，自己走一段，前面挡着另一道门。合格中医的好处在于"一把钥匙开一把锁"。打开一扇门后，会停药让患者自己走一段，直到遇到下一道门。

要配出好的钥匙，必须靠既有理论，又有经验的成熟中医。

2009 年 12 月，笔者"健康管理、四疗一体"的广汗法治疗体系已基本成熟，希望给她进行第三阶段的治疗。对她进行了很多"不离于药"的解释，但是第三阶段始终没有开始。她被那 10 年的治疗吓怕了，她每天自己锻炼着，践行着广汗法萌芽期的一些方法，也出一些汗，但是没有药物去帮助解决身体内的一些结，她只能在一道门里面和另一道门外边不断自己努力着……她并非不相信笔者，相识后介绍了很多人来求治，她自己和家人有些健康问题也会第一时间想到笔者。她只是从"不敢离开药"的极端走向了"不敢利用药"的极端，生活的态度应该在中间地带游移，靠近哪个极端都是误区。

由此例患者的经历，笔者得出 3 点启示：

①治疗（前提是找到正确的方向，否则不如不治）要赶早，在只有一道门锁了的时候，你只需要一次治疗、一把钥匙。之后的坚持自疗会帮助你让门一直保持着畅通。

②治疗要明确方向，如果治疗是在给你加门加锁，不如不治，如本文中的女患者认识笔者之前的 10 年治疗。如何鉴别是在加锁，还是在减锁，有一个方便的法门，就是看是离"均匀微汗"的目标更近了，还是更远了。

③广汗法的理论是在不断地完善着的。就目前已有的体系，从知道、了解到熟悉应用其理论和实践也需要有一个循序渐进、需要深入学习的过程，任何医生和患者都不可能超越这个过程。

人类应该珍视出汗

河北省中医药研究院曹东义教授提出："在猿人时期，皮肤的角化层较厚，全身密布着保暖的密毛，而汗腺远不如现代人发达……随着猿人的直立行走，用手劳动日渐增多，要求身体的肌肉、血液循环和皮肤汗腺等器官产生相应的变化。尤其是在几百万年间……气温偏高的条件下，劳作使人体经常产生过量的热，需要快速放散……寒冷时古人又学会了穴居、烤火、穿兽皮树叶，靠密毛厚皮保暖似乎已经不太必要。'用进废退'的结果是使人皮肤变薄，密毛大部退化，而与体温调节有关的汗腺、皮脂腺却发达起来了（严健民《中国医学起源新论》）。"

吴汝康《人类发展史》中说："一个人有二百到五百余万条汗腺，这是任何猿、猴所不及的。"作为人，作为已经经过千百万年进化的人类，每一个人作为人类的一分子都应该骄傲，应该珍视我们的身体本身拥有的功能，而这些功能是很多别的动物所不具备的。对于这点，曹东义教授说过以下的话："皮肤与汗腺的进化，是人类由相对变温的古猿变成相对恒温的新人的必要条件……由于（其他）动物没有多少（像人类那样成熟的）汗腺，所以用小白鼠、猿猴永远也做不成人类的自汗、盗汗、战汗、绝汗、脱汗、里热汗出、潮热汗出的动物模型……很多动物汗腺不发达，与人体没有可比性。当年我曾经设想，做表证模型，因此而放手。"

曹东义教授指出的动物无法做汗法治疗的实验应该是汗法在当前没有受到重视的一个重要原因。但是在人类成长的历史中，无数的先人已经代替小白鼠做了无数的汗法实验，这不比用小白鼠做实验的方法更可靠吗？

医学说到底是人类医学。

利用小白鼠来做实验的方法是途径，而不是目的。但很多时候，在西方实验医学的冲击下，在对所谓现代"科学"方法的附庸中，医学研究者忘记了研究医学的目的是什么。这也就是 20 世纪末国际上 14 个国家提出了《医学的目的再审查》的原因。

西方实验科学的小白鼠的方法无法来研究汗法，恰好说明汗法是人类医学所独有的课题，可以说，汗法是人类的专利。目前人类所拥有的汗腺是人类的祖先为了更好地适应大自然，经过数百万年的进化才成就的，我们不应该感到庆幸，进而重视它，积极地利用它，珍惜这种人类独有的功能吗？

可以说，人类医学对于汗法的重视程度将直接关系到银屑病治疗的进展。并且汗法的意义绝不仅仅在一种疾病上，对于人类的健康，它将具有普遍的意义。希望这一点尽早成为医学研究者的共识。

汗出可遍身的现代科学依据

"遍身微汗"是笔者首倡的广汗法的治疗目标。对于"微汗"的原则质疑不多，但是对于"遍身"，一些医者和患者却因为自身某些部位不会出汗而产生了怀疑，诸如：下半身会出汗吗？小腿前面也会有汗吗？手背上也能汗出吗？头顶也会有汗出吗？

为了给大家一个更明确的答案，笔者翻阅了《现代皮肤病学基础》（2010 年第 2 版），以下是此书中一些内容的汇总，相信大家从中能找出汗出可"遍身"的答案，并且还应该有其他方面的启示。

①外泌汗腺（以往曾称为小汗腺，以下诸条中仍按习惯称为小汗腺）因为其结构上具有腺管，可以直接将分泌的腺体排出，因此，现在以外泌汗腺命名。外泌汗腺在胚胎期仅存在于一般哺乳动物的足底，从种系发展的观点看，在人类除掌跖部位以外，其他部位存在的小汗腺均是以后进化发生的。

②小汗腺遍布全身绝大部分的皮肤中，除了口唇、鼓膜、指床、乳头、包皮内面、龟头、小阴唇和阴蒂等极少部位外，其他部位均有。手

掌、足跖和腋窝小汗腺最多，其次为头皮、躯干和四肢的皮肤，屈侧比伸侧多。成人皮肤上的小汗腺有 200 万～500 万个，平均每平方厘米有 143～339 个，它因人种、年龄、性别及部位等有所不同。

③小汗腺按其生理活动状态可分为活动状态小汗腺及休息状态小汗腺。在室温条件下，只有少数小汗腺有分泌活动，多数处于休息状态。当外界温度升高到 32℃以上时，活动状态小汗腺增加。身体各部位活动状态小汗腺的数目是不一致的。如气温高于临界水平（31℃～32℃）时，则全身皮肤可见到或多或少的突然出汗，称为显性出汗。当气温低于临界水平时，汗腺分泌只能在显微镜下可见，称为不显性出汗。后者肉眼看不见，这不仅是因为汗珠太小，而且由于"汗"刚出表皮即被蒸发。

④各部位汗腺的平均分泌量以躯干部为最强，头部、额面次之，四肢特别是掌跖处更弱。掌跖处汗腺密集而发汗量少。一般体部的汗腺为温热发汗，与体温调节有关。与体温调节无关的掌跖发汗相比，后者汗腺分布密集度小而发汗量大。

⑤除了外界气温的变化引起的出汗外，出汗还有精神性排汗（常发生在手脚心、手背、头面及颈部，其次在前臂、小腿及躯干）及由饮食辛辣、热烫食物引起的味觉性出汗（多发生于口周、鼻、面颈部及上胸部）等。看来，我们可以应用多种手段配合以尽快达到"遍身微汗"的治疗目的。

健康的汗与健康的大便

要达到正常的出汗，需要按照《伤寒论》中的"遍身漐漐微似有汗一时许"为目标去训练。简言之，有治疗价值的出汗应该是"遍身微汗"。

说来不难，做到却不易。即使只是要了解"微汗"的真实含义，也需要反复琢磨。对于此，笔者常以患者熟悉的大便情况做类比，让患者领会"微汗"的准确含义。

大便干结、不去大便俗谓之"便秘"；大便次数太多、排泄量多而稀俗谓之"拉肚子"；大便去而排泄不畅、便后不舒适可以简单命名为"大便无效"。只有量不多不少、时间不长不短、质地不稀不稠、每天定时去、可自主控制并且去后身体舒适、腹中舒畅的大便才能叫做"正常大便"。

与"便秘"相对应的不正常出汗是"无汗"；与"拉肚子"相对应的不正常出汗是"汗出过多"；与"大便无效"相对应的不正常出汗是"汗出无效"（出汗貌似正常却不足以疏泄体内的邪气）。与"正常大便"相对应的正常出汗就是"微汗"，其标准简单来讲就是：量不多不少、可自主控制并且汗后身体舒适、精神良好。

通过这样的类比患者可以很快地理解"微汗"的标准，为进一步在自疗实践中应用奠定基础。

切忌局部大汗
——"衣里冷湿，久久得之"

很多银屑病患者在接受了适当多运动、适当多穿的医嘱后，开始穿起了厚厚的衣服，不仅不容易出汗的地方穿得很厚，而且出汗容易的地方也穿得很厚。

多穿的基础上多动，容易出汗的地方很快汗出淋漓。冬天局部汗出很多的话，只要稍一降低运动强度，寒冷的气候就会让汗水和与汗水直接接触的衣物变冷，这时候如果没有及时换干爽的衣服便会"衣里冷湿"（语出《金匮要略》），接下来就会"久久得之"引起疾病的加重。夏季运动汗出后吹空调和在荫凉的地方运动出汗也都会"衣里冷湿"。

对于银屑病，特别是时间较久、屡经治疗者，体内有湿是一定的。得汗只能是微似有汗，使体内邪气去而不感受新的邪气。"发其汗，但微微似欲出汗者，风湿俱去也"。湿为阴邪，其性濡滞，难以速去，阳气充斥于肌腠表里之间，缓缓蒸发，则营卫通畅，湿邪才能去除，此所谓"阳气内蒸"、微发其汗。

"出汗四要素"中，针对湿邪者首先要关注的是"漐漐、微似有汗"和"一时许"。只要做到"一时许""漐漐、微似有汗"，体内的湿邪就会逐渐减少，虽无近功，日久自有效验。如果一开始就想要"遍身"，非大汗不能。而大汗的结果只能是"汗大出者，但风气去，湿气在，是故不愈也"（语出《金匮要略》）。汗大出还有一个结果就是容易遇凉导致"衣里冷湿"。

针对运动，笔者提出"低强度长时间运动，一滴汗出遍全身"。运动至身上某一部位微汗，便必须控制强度，绝不能出现某部位大汗的情况。宁少勿多，宁慢勿快，是久病有湿邪的患者运动时必须要牢记的原则。保持在汗似有似无的状态下，便是"微似有汗"，时间越久，去除湿邪的效果越佳。

针对穿衣，《金匮要略》防己黄芪汤方后有明确提示。"后坐被上，又以一被绕腰以下，温令微汗，瘥"，这里强调了腰以下的温覆，这就意味着腰以上不许温覆。容易出汗的地方少穿，不容易出汗的地方多穿，才可以向出汗均匀靠近。

76

光疗、汗蒸多为劫汗

无论何病，新病、体质壮实者多病程短，疗效快；而久病、体虚者，却不可求快，贪功冒进，只能损伤身体的本钱，让病变更趋难治。

银屑病用"得汗"的思路来治疗本无懈可击。

但一些"目中无人"的医疗手段靠"劫"来发汗，有的有近效无长效，有的连近效也不可得，却以"汗"为名来吸引患者。对此患者需要明辨，而首先要明白的是"得汗"的真谛。

银屑病治疗需要的汗，是自然而然的汗，是长久的汗，是融入患者生活中的汗。最后治愈时"微似有汗"应该成为一种患者的本能、下意识的表现，一种生活的常态。只有这样，疾病才能治愈而不复发。

而用一些过激的手段强发其汗，是在人体机体没有做好各方面准备的情况下，强迫出汗，而不是"自然汗出"。只是皮毛之汗，而不是身体整体通调后可持续的汗。只能像打劫一样出汗一时，却不可能让"微汗"成为一种生存状态。

治疗最终是要解决人的问题，人好了病最终会好，而症状暂时没有了却伤害了人体，只能评价为鼠目寸光、得不偿失。后者可以称之为"目中无人"，说到底是害人的。

《伤寒论》第111条曰："太阳病中风，以火劫发汗……"已经提醒不可劫汗。实际上"火"的方法如果适当，如果按照中医的原则来实施的话，应该是有利的，但是时下林林总总的劫汗方法，如汗蒸、高温洗浴，包括光疗，有几家是根据真正的中医原则来实施的呢？

光疗是目前西医针对银屑病的一种治疗方法，对有的患者有效而对有的患者无效，对有的患者不仅无效而且皮损变得更为顽固难治。笔者推究其理，认为其属于"火劫"法的当代变形。对于皮损很局限、机体基本正常、病变仅在体表者，是可以试用的。但对于病变范围较广、病变较深，或者机体内在虚弱者，却要慎用。

汗蒸、高温洗浴较之光疗从业人员更加混乱，以之治疗银屑病造成红皮病型银屑病的不在少数，患者要慎之又慎。红皮病与《伤寒论》中"邪风被火热，血气流溢，失其常度，两阳相熏灼"的分析很吻合。寻常型银屑病不经误治变为危险的红皮病型银屑病的比例极少，这就是说红皮病型银屑病大多数是治疗错误导致的，将没有危险的寻常型银屑病治成有生命危险的红皮病型银屑病是所有患者都不愿意的，也是可以防范的。

从中医角度来说，汗不可劫。用西医专家的话来讲是：宁可不治，切莫乱治。

小儿银屑病治疗的思考
——发热，出疹，过敏，治疗

《小儿药证直诀·原序》指出："（小儿）脏腑柔弱，易虚易实，易寒易热。"其实针对治疗，还应该加上一句"易成易败"。如果治疗失当，传变迅速，病情易恶化；而如果治疗恰当的话，确如《景岳全书·小儿则》中说的"其脏气清灵，随拨随应，但能确得其本而撮取之，则一药可愈"。故治疗小儿，尤须斟酌，一要深究得病之理，"确得其本"，不可误治；二要注意是"一药可愈"，不可过药。

武某，男，9 岁。出生到 5 岁身体素质一直不错，自从 5 岁出麻疹求医后到 9 岁四处求医。5 岁因发热、咳嗽输液，用了 7 天头孢类抗生素，孩子的病情缓解，继用 3 天，病情加重。于是住进市人民医院，吃退热药，灌肠，体温只能维持 4 小时，很快又发热到 39℃。前后一共输液半个月，高热不退。某儿科主任建议停药，发热了一晚上第 2 天出疹子，热退。自此，鼻窦炎、扁桃体炎伴随左右。5 岁至 7 岁 2 年中，感冒，扁桃体发炎，每年两三次，每次输液 10 天左右才能好。7 岁那年冬天，由于腮腺炎输液，输到第 4 天，清开灵过敏，当时孩子满身红点，喘不过气来。8 岁、9 岁每年春节后孩子两手心都会出现小红点。2011 年 7 月 6 日，又起类似疹。2011 年 8 月 25 日游泳后，第 2 天中午大腿上痒起疹。数次起疹均对症治疗，1 个月到 2 个月后缓慢消退，治疗在其中没有明确的作用。2011 年 9 月 25 日确诊为银屑病，遵医生建议输液，少吃发的食物，治疗 1 个月无效。每次洗澡后，皮损红、痒明显。

以上是患儿母亲写的病史记录，从中我们可以发现有几个儿科和皮肤科的问题需要深度思考：

1. 连绵的疾病从错误的治疗开始

患儿5岁之前体质不错，开始不断地求医始于5岁时的长时间治疗。这个病例告诉我们对于小儿"不可妄药"的重要性，这是其"脏腑柔弱，易虚易实，易寒易热"的生理特性决定的。很多时候，医生的作用应该是判断有没有危险，如果没有危险，听凭人体"自疗"，给予人体自愈能力一个锻炼的机会，才是最好的选择，才是对孩子的长远健康最负责任的医疗态度。

2. 要尊重和顺应孩子"发热"和"出疹"的自疗作用

小儿发热，医生和患者多一致认为应该针对症状退热，对于"为什么会发热"却考虑甚少。从根本上考虑，小儿机体反应灵敏，"易寒易热"，发"热"多因体内有"邪"，"热"是为了"排邪"的自疗措施。一味地压制"热"，会影响顺畅地排邪，并且很容易伤及小儿的"稚阳"之体。小儿"易寒"，连续半个月的输液，寒凉伤及"稚阳"，破坏的是小儿的体质，戕害的是长久的抵抗力。停药，发热，疹出，是自愈的结果，从中应该看出的是"不药"的好处。

谈到出疹，首先要肯定出疹是对人体有利的，怕的是疹出不透，治疗应该为疹出透彻创造条件，而不是设置障碍。病毒性的发热多可自愈，要点是"发"出来，热自愈，治疗原则是"不治"和扫清路障，绝不是压制。

还有一点要注意的是，退热药直接退热无效的时候，要想到有病灶需要热开，在安全的前提下，让热一段时间的"无为而治"是正确的；而积极地寻找病灶，帮助疏散病灶的郁结是更积极的态度。但是如果不能明确地找到病灶的时候，"无为而治"是唯一正确的治疗方案。

3. 药邪、余邪的排出不可压制

5岁高热退后，余邪、药邪以鼻窦炎、扁桃体炎的形式留了下来，需要人体逐渐恢复，以达到"祛邪务尽"的目标。"5岁至7岁2年中，感冒，扁桃体发炎，每年两三次，每次输液10天左右才能好"。"感冒，扁桃体发炎"是人体为排出余邪、药邪发动的战役，动辄输液只能影响祛"邪"的进程，表面上看是使症状减轻，实质上却是破坏人体逐邪外出的攻势。让小孩热一热，抵抗能力借此以增强，邪气借此以排出，人体气血不通的地方借此以通，何乐而不为呢？当然，放任发热的前提是对小儿没有伤害，以不抽搐、无剧烈呕吐为前提。

4. 过敏是在报警

"7 岁那年冬天，由于腮腺炎输液，输到第 4 天，清开灵过敏，当时孩子满身红点，喘不过气来"。对于过敏，西医有很复杂的学说。但从中医角度考虑，一为邪郁待发，如箭在弦；一为正虚邪伏，不堪外扰。两者都会一有诱因立即发作。

对于小儿来讲，正虚的几率较小，多为邪郁待发。清开灵是诱因，包括后面再次起疹的季节气候因素，或者还有饮食因素等，都可以理解为过敏。导致过敏的诱因是偶然的，而症状的发作却是必然的，故过敏实际是在报警，提示体内有"邪"。

体内有"邪"而"过敏"，在正邪交争过于剧烈的时候对症治疗、给予抑制是应该的，但对于人体的调整、恢复体内的稳态才是治本之道。

5. 与季节气候有关的疾病本质上是自愈的，要客观认识治疗的有限作用

有很多疾病有明显的季节性，发作的时候做对症处理无可厚非，但要认识到对症治疗的作用是有限的。认识发病规律背后的深层机理，从季节的对比中寻找治疗的钥匙，才是更重要的。如儿童咳嗽变异性哮喘和银屑病加重于冬季者多见。为何冬季病重，夏季减轻呢？因为冬季体表不通而内有郁热，治疗的思路可以是在自然界的冬季里让病体增加些"夏"意。"夏"的特点是体表开泄，内无郁热，增加"夏"意的治疗说白了就是两条：一者针对体表不通，二者针对上焦郁热。临证当斟酌两者的比例，或开表以散郁热，或清解热邪而表郁自通，或表里兼治。武某"8 岁、9 岁每年春节后两手心都会出现小红点"实际上就是逢冬发疹，已经在提示体表不通和内有郁热，为后面银屑病的发生埋下伏笔。

6. 银屑病皮损的实质是人体消防通道的启用

经过种种的误治和对于人体报警的忽视，武某终于发作了银屑病。发病时间表面上看是 2011 年 7 月 6 日，实质上可以追溯到 4 年前长时间输液的时候。比如一起火灾，火灾发生的诱因是很容易找到的，而火灾发生前的种种隐患积累而成的夙因却不容易挖掘得清楚。

还拿火灾做比喻，火灾造成了日常通道不能通行，于是大量火灾现场的人员选择了通过消防通道逃离。消防通道平常是不用的，但极端的时候不仅迅速启用，而且会过度使用。消防通道的启用对于处理突发事件是有利的，是及时疏散所必需的。对于消防通道的拥挤等问题，要解决的策略是解决火灾本身及相关问题，让日常通道逐渐恢复使用，绝不是关闭消防通道。"堵"与"疏"两种相反的治疗方向，抉择当不太难。

7. 洗澡后的发红发痒是治疗的最佳时机

在病变处于进行期和稳定期，洗澡后会发红发痒，患儿及家属见此多会恐慌。实际上，红和痒都是在动，针对银屑病皮损的"不通"，动起来会让皮损容易变通，是顺势排邪的有利时机。

红和痒时治疗帮助邪气排出更加通畅，多可取得事半功倍的效果。《名医类案》中有一则张子和的医案，为找准治疗时机、顺势驱邪做了具体的说明：一女子年十五，两股间湿癣长三四寸，下至膝，发痒时爬搔，汤火俱不解。痒定黄赤水流，又痛不可忍。多方治疗皆不效。其父母求治于子和。子和以铍针磨快，当其痒时，于癣上各刺百余针，其血出尽，煎盐汤洗之。如此四次，大病方除。其中"当其痒时"针刺，便是顺势治疗的时机。

以上病例分析我们发现小儿银屑病发病的一些共性问题：一为寒凉药物（消炎药与中医的清热药等）与寒凉食物的滥用，以及家居或生活、学习环境的寒、湿；二为不懂得识别人体"症状"的积极意义以致误治产生"药邪"为害；三为运动细节与核心的忽视（如武某夏日中午汗后游泳遇冷，运动的核心意义是通，而汗出遇风寒导致的是不通）。

通过以上分析，治疗的策略——得正汗求通获得患儿家长的认同，这为取得好的疗效提供了保障。治疗细节如下：

2011年11月7日初诊可见皮损不甚红，头顶皮屑多。双手脉细滑，舌下暗，眠可，便可。出疹前处于容易上火状态，从皮肤有问题开始，上火少。辨证为郁为主，热为辅，口服麻黄桂枝各半汤合升降散加减小发其汗，以疏散为旨。药用麻黄6g，桂枝9g，赤芍6g，甘草6g，僵蚕6g，蝉蜕6g，藿香3g，益母草30g，生姜3片，大枣1枚，日1剂，煎1次，分6次温服，服药时机在外洗后皮损发红时为最佳，药后温覆。外洗以侧柏叶60g，麻黄15g，夜交藤60g，甘草15g，日1剂。洗后外涂当归30g、甘草10g熬制的香油。嘱请假在家锻炼，可试饮食发物。

1剂后汗出略多，皮屑整体变薄，痒大减，略有新起。

2剂后痒继续减轻，舌质较前变红。小腿前、胳膊外侧出汗略差，嘱局部加厚衣物。强调最好的效果为一天均保持在微微出汗的状态中。

2011年11月14日诊得左脉细弦滑，右脉缓滑，舌红，苔薄白，舌下淡。近日开始上学，运动变少，洗浴减少，出汗时间减少，身上又开始痒。治以凉血为主，开腠为辅，药用生地黄15g，赤芍12g，牡丹皮12g，升麻15g，麻黄9g，杏仁6g，桂枝6g，甘草6g。

2011年11月21日诊得左脉细弦，右脉缓滑，舌淡暗红，苔薄腻，皮损有几处肥厚的变化较慢，大便日1次，发黏。近日天冷汗少，嘱少吃发物，以其湿热为主，表郁为辅，口服土茯苓30g，大黄2g，威灵仙9g，麻黄9g，杏仁6g，生薏苡仁30g，甘草6g，苍术6g。同时外用药也做了大的调整，以硫黄软膏为主。

2011年11月28日复诊，大便通利，上半身皮损消失仅留色素脱失斑，下半身皮损色红，皮屑少。出汗可，打嗝多，易生气，食少易饥腹胀，双手脉细弦，舌尖微红，舌苔薄腻。以其脾弱肝郁、气郁为火治以丹栀逍遥散加减口服，药用丹栀逍遥散方中各药各6g，加川牛膝9g，香附6g，3剂。

2011年12月1日停服治疗银屑病中药，局部外用硫黄软膏，嘱坚持自疗巩固疗效。

2012年1月20日随访：精神好，汗出好，皮损几无。

银屑病广汗法治疗心路：我对『给邪以出路』的临证探索2

82

银屑病根治很现实

——病"必求于本"治

根治，从患者角度理解为治愈且不再复发；从医者角度理解为"治病必求于本"（语出《素问·阴阳应象大论》）。与西医学对于银屑病病因、发病机制"尚未完全明了"（语出《临床皮肤病学》第 2 版）相对应，西医学对于本病的治疗只有对症、试探性治疗，于是根治无从谈起。而与中医学对于本病病因明确、病机清晰相对应，中医学对于本病从预防、治疗、疗效巩固到防止复发都有非常系统的治疗体系。故从中医学角度谈，银屑病完全可以根治。

1. 银屑病病因明确

银屑病的病因可以简单分基因、素因和诱因三部分内容。

基因即遗传因素。很多疾病的发生都有其遗传背景，但遗传背景只能决定疾病的易感性，却不能决定疾病的发生。换句话说，基因只是种子，种子可以决定发什么芽，就是得病的倾向性；但不能决定是否发芽，是否发芽需要看土壤是否适合种子发芽。

素因即素体情况，决定种子是否发芽的土壤即素因。素因由生活方式来决定，新医学模式强调生活方式病，强调的就是素因。离开素因，基因和诱因就不会发生关系。

银屑病属于公认的多基因疾病。多基因疾病的发病可以用做鞭炮和放鞭炮的过程来做比喻。各种基因分别充当火药、纸、药捻等角色。如果这些做鞭炮的原料只是处于散放状态，它就止于原料，不会形成鞭炮。不正当的生活方式是鞭炮原料的组合过程，鞭炮一旦形成，就由散放的基因状态变成随时可以被激活的素因状态。

影响素因形成的因素有以下几点：①起居和工作环境，如北京患者杨某一直居住在阴面潮湿的卧室，广西患者古某工作在长年开空调的计算机室内；②饮食因素，如4岁半的患者侯某起病原因为每日喝袋装凉牛奶7~8袋，36岁的患者王某从小爱吃方便面，且不喜食鱼、虾、牛肉、羊肉；③情绪因素，如60岁患者张某早年离异，子女年近40岁尚未婚配，11岁患者巨某脾气急躁、内向易怒；④运动习惯，如跨栏运动员赵某每于运动大汗后洗冷水澡，商人王某外出多以车代步、很少运动故出汗极少。其他如穿衣的习惯、服药的习惯、作息时间的安排等，均可通过日复一日的重复强化成为素体状态，这些因素组合起来决定了患者的发病情况和发病类型。

诱因即诱发因素，是随机发生的，如外伤、过敏、服药等，对于既具备多基因的材料，又有素体因素组合而成的鞭炮，只要随机引爆，便形成了疾病。

从现实的角度来讲，基因是不容易改变的，诱因是无法避免的，我们能做的就是控制素因的形成。可以说素因是银屑病病因中的关键因素，是联系基因和诱因的纽带。明白了这些，我们就可以将关注的重点更多地放在素体因素上，改变生活方式，改变人体土壤，对于银屑病的治疗就可以达成未病先防、既病防变、既愈防复的目标。

2. 银屑病病机清晰

银屑病的病机核心在"郁"和"热"。斟酌"郁"与"热"两者在发病机制中的比重，确定"郁"与"热"两者中何者为主要矛盾，是治疗开始之前必须要明确的问题。每种疾病都有其核心病机，这个病机可以概括疾病始终的各个阶段，能帮助我们更好地认识疾病、治疗疾病，只有这样的病机才有资格被称为"核心病机"。

赵炳南认为：本病的发生，血热是内在因素，是发病的主要根据。朱仁康认为："血分有热"是银屑病发病的主要原因。血热内蕴，郁久化毒，以致血热毒邪外壅肌肤而发病。从表面上看两位中医皮肤科前辈都在强调"热"，而如果我们可以突破表象，去探究内"热"形成的原因，便可以发现两位前辈都不约而同地强调了"郁"。从他们的言论中我们可以得出"郁为本热为标""郁为因热为果"的结论。

银屑病之"血分有热"，与杨栗山讲的"里热郁结，浮越于外也，虽有表证，实无表邪"中的"里热郁结"同意，"血分"为在"里"之意，而"热"就其实质而言为"郁热"。"浮越于外"之"外"与温病"热入营血"之"入"截然相反，"热入营血"到"动血"阶段要"凉血散血"，而"里热郁结，浮越于外"的"血分有热"却需要顺势外散。

以上讲到的是"郁为本热为标""郁为因热为果"的一类银屑病病机，还有一类是以"热"为主，"热为本郁为标""热为因郁为果"的情况。以治疗热病著称的刘河间在《素问病机气宜保命集》中讲过一段话："小热之气，凉以和之，大热之气，寒以取之，甚热之气，汗以发之。"这段话中明确提到了"火郁发之"。"火郁发之"中不仅有"汗以发之"，还有"凉以和之"和"寒以取之"的情况存在。"凉以和之"和"寒以取之"所代表的寒凉直折的治疗方法，针对的就是以"热"为主，"热为本郁为标""热为因郁为果"的情况。

一般的中医治法对于银屑病的治疗更关注"热"，而笔者提出的以"汗"为指归的治疗体系从表面上看似乎更关注"郁"。但从本质上来讲，我们是"郁""热"并重的，对于"郁"与"热"两者在具体患者病机中的比重和"郁"与"热"两者针对具体患者孰为本的问题，才是临床实践时需要探讨的重点。

3. 银屑病治法系统

李东垣《脾胃论》中云："不可以得效之故而久用之，（若久用）必致难治矣。"文中"得效"是针对症状的改善，针对标，针对近效的；"难治"则是针对人体，针对本，针对疾病的预后，针对长效的。笔者认为：应该立足长效求速效。如果因为求速效损害了患者的长久的健康，这种速效不要也罢。

当前银屑病的治疗中有求速效和求长效两种大的治则并存，前者的着眼点在皮损的有无，而后者的着眼点在患者机体的整体恢复。如果就根治而言，前者与根治无关，而后者是以根治为目标的。

笔者临证常将银屑病皮损比喻为人体大门口的垃圾，人体的正气已经将邪气排斥到门口（体表），治疗是应该将垃圾再强行推到人体内部，还是顺应人体的自洁趋势，帮助垃圾更好地远离人体，并且建立起清扫、清除体内垃圾的日常程序呢？方向不同的两种方案都可以达到让人体大门口的垃圾不被看到的目的，但孰优孰劣，孰只求速效孰速效长效兼顾，当不难分别。

《素问》云："其在皮者汗而发之。"也在提示人体大门口的垃圾应该向外发散的治疗大方向。将已经在大门口的垃圾推到人体内部，是对于银屑病的误治，其危害不在当下，而在垃圾久积体内产生的后果，其后果不外两种：一为垃圾再没有自发外散的机会，聚于体内成为远较银屑病为重的内脏病变（病变的最初表达是最轻浅的，阻止了最初的表达，导致的垃圾滞留一定比最初表达的病变要重），从表面上看是银屑病没有复发，实质上是更严重的、对人体更为不利的、表现于其他较重要器官的、另外形式的复发；二为垃圾仍有外散之机，但远没有最初的外散那样顺畅，从表面上看银屑病复发后的皮损一般较少、较厚：从皮损多少来看似乎是越复发越轻了，但从皮损的厚薄来看却是越复发越重，越为难治了（笔者把银屑病皮损比喻为冰，对银屑病皮损的疗效指标是厚与薄、聚与散，越薄、越散冰越容易融化）。

"汗而发之"之"汗"，当为"测汗"之意。简单讲，就是以"正汗出"为治疗方法的检验标准——不论采用什么样的治法，达到并且保持了长久的"正汗"，则治疗是正确的；无论什么样的治法，即使其达到了皮损消失的目标，但最终没有达到长久的"正汗"，则治疗是不正确的，甚至从根本上讲存在着方向性的错误。

讲银屑病中医治法系统的意义在于，中医对于"正汗之理""正汗的标准""得汗之法"及"汗后护理"等有非常详尽而系统的论述，如张锡纯在《医学衷中参西录》中云："人身之有汗，如天地之有雨，天地阴阳和而后雨，人身亦阴阳和而后汗。"《伤寒论》桂枝汤方后注云："……一时许，遍身漐漐微似有汗者益佳，不可令如水流离，病必不除……"冉雪峰在《八法效方举隅·汗法》中云："发汗之道甚多……内因气结，则散其结而汗出；内因血闭，则开其闭而汗出；内因水停，则化其水而汗出；如因热壅，则清其热而汗出……神而明之，存乎其人。"刘河间在《伤寒直格》中云："夫大汗将出者，慎不可恨其烦热，而外用水湿及风凉制其热也。阳热开发，将欲作汗而出者，若为外风、凉、水、湿所薄，则怫热反入于里而不能出泄……亦不可恨其汗迟而厚衣壅覆，欲令大汗快而早出也。怫热已甚，而郁极乃发，其发之微则顺，甚则逆。"

4. 根治之"根"

谈到根治，首先要明确什么是"根"和银屑病的病"根"是什么的问题。

《新编说文解字》解释"根"曰："本义：树根，有国之母，可以长久，是谓深根固柢、长生久视之道（《老子·成象》）。引申义：①事物的本源；②彻底去除。"根治之"根"应该取引申义，即从"事物的本源"着眼，以达到"彻底去除"的目标。

具体到银屑病，病"根"在何处呢？有学者认为银屑病之"根"是基因。基因是什么呢？是种子，种子只能决定发什么芽（即疾病的易感性、得病的倾向性）的问题，但不能决定是否发芽。是否发芽取决于土壤是否适合种子发芽，所以基因不能决定疾病的发生，决定疾病是否发生的"根本"问题是人体的土壤。中国工程院俞梦孙院士认为："整体失调是人类发生各类疾病的必要条件。在整体失调前提下究竟会发生哪类疾病则与自身的生活习惯、性格、体质、遗传基因等多种因素有关，这仅仅是容易发生某些疾病的充分条件。"这就是说病"根"应该是"整体失调"，而非基因。

"治病必求于本"。整体失调是本，症状是标，具体到银屑病来说，机体失衡是本，皮疹是标。以皮损消失为目标去治疗，是在治标，或者说是在舍本逐末，故无法根治，这是目前多数西医和一些中医治疗的大法；而另一些西医和一部分中医准确地抓住了"整体失调"这个发病机制中的根本问题，使根治成为可能。笔者提出的广汗法治疗银屑病，旨在以"正汗出"为目标对人体进行全方位的调整，为银屑病根治提供了适合的临床路径。整体失调、机体偏离稳态故得病，汗出障碍是整体失调在皮肤局部的具体体现，而银屑病是汗出障碍的结果。于是我们可以这样说，具体到银屑病，汗出障碍是病的根本，汗出恢复和保持是治疗的根本，只有以"正汗出"为目标的治疗才是治根，才可能根治。

5. 根治之"治"

中医自古有"上医治未病之病，中医治欲病之病，下医治已病之病"之说。很多医生和患者错以为治疗就是开药，以为开药有效就是良医。这就好比认为学会救火就是好的消防系统一样，却不知真正好的消防系统工作重点应该在防火。

防的主体应该在患者自身。上医之道重在防，重在让患者自身觉醒。没有耐心的"话疗"，患者能明白应该自疗和如何自疗的道理吗？不明白其中的道理，患者又如何自觉地施行呢？

只有认识到中医是成熟的理论医学，认识到治疗的主体是患者而不是医生，医生的作用在于安慰、及时的应急治疗和为患者长久的自疗指引方向。才能领会根治之"治"的深意，也才能让根治从理论变为现实。

因此，根治之治，重点在于患者持之以恒的自疗，尤其需要强调的是集中治疗后患者长久的保持。佛家曰："汝今能持否？"持，非常重要，没有患者自身长久的持，根治只能是一纸空文。而怎么指导患者持之以恒，则是医者之责任。

西医学对银屑病的病因学和发病机制进行了多方面的研究，发现银屑病的发生与遗传、感染、代谢障碍、免疫功能紊乱、环境、季节、情绪、思维方式等自然、社会因素及心理因素等均有关系，但对其核心发病机制还缺乏确切的认识。而在新医学模式的指导下，将人视作一个生成的整体而非由分子堆砌成的组合体，病因和发病机制却可以变得清晰。西医学当前的治疗方法，虽有些针对症状发生机制的药物，如某些药物可抑制表皮细胞增生，但只能控制症状，不仅不能解决复发的问题，很多时候还会有损害健康的不良反应。这就是说从现有的西医学应用药物的思路解决"根治"的问题是不可能的。承认这种现实，在现有条件下既要努力帮助病人消除症状，又要不使病人健康受损，这就是银屑病治疗的总原则。

近年来，"替代疗法"在西方兴起。"替代疗法"是指超出西方既有的医疗技术范畴的种种疗法，如针灸、按摩、气功、瑜伽功、心象疗法、催眠疗法，还有采用观察体温、肌肉紧张程度和心率、血压、脑电波等的自律训练法和生物反馈放松疗法等。"替代疗法"的基本原则是：由精神传送到肉体，切断疾病形成的环节，实现自我治病的目的。因为感情和意志，这种人的意识状态是控制自主神经、内分泌和免疫功能的主要因素。美国的一位学者认为"能量是人的本体。受本人的感情、思维方式及他人和客观环境的影响，打破能量平衡便会生病，如果能测出能量失去平衡的状况就能设法预防生病"。也就是说"替代疗法"可以从整体调整，恢复机体平衡，提高机体抗病能力来达到防病、治病和治愈后不再复发的目的。这与笔者治疗银屑病的思路不谋而合。

银屑病是"全身状态失衡的一种皮肤异常表现"（语出《银屑病患者必读》）。从表面上看是形成了皮损，但透过皮损我们需要得出皮肤状态失调的结论。"皮肤状态的失调"或者说"皮肤稳态的破坏"是全身整体失调的局部表现。汗出情况便是皮肤状态的一个直观的指征：如果全身均匀微汗，便说明皮肤状态正常；如果汗出现障碍，便兆示着皮肤状态的异常。皮损是皮肤状态异常的结果和一种体现方式，治疗的目标在于皮肤状态恢复和保持正常。

可以这样讲，如果把治疗的目标定位于恢复和保持正常的汗出，也就是恢复和保持皮肤的正常功能和状态，银屑病就可以治愈并不再复发，也就是所谓的"根治"。而如果将治疗的目标只是定位于皮损的消失，而与"正汗出"、与皮肤的正常功能和状态无关的话，"根治"将无从谈起。

要"恢复和保持正常的汗出"单靠医生是不可能的。这就是我们宣扬"知识求医、理性治疗"全新治疗观念的出发点。从患者角度讲，首先要选择懂得"根治"的医生；从医者角度讲，要尽量帮助患者调整好心态，指导患者拟定安全、有效的治疗方案，不只是药物治疗，更关注其心身状态——增强其信心、提高其生活质量，使之尽快达到"正汗出"的治疗目标。如果医者都能以新医学模式作为指导，充分发掘中医学的宝库，融合西医学的前沿理念和技术，既要消除症状，更要考虑到患者的长远利益，重在从整体调整，恢复机体平衡，提高机体自愈能力，保持长久的稳态，以至于终生保持。那么，"根治"将不再是理论，而是现实。

"疮家" 可不可汗

《素问·五常政大论》云："汗之则疮已。"一般理解为在疮疡初起之时，正气未虚，可应用开腠解郁药物，给邪气以出路，使毒邪随汗而泄。

何谓疮？广义讲，一切体表浅显疾患都可称为疮，病机为"营气不从，逆于肉里，乃生痈肿"（语出《素问·生气通天论》）。即营气运行不畅，瘀阻于肌肉腠理之间，血郁热聚而生疮痈。

以广汗法的思路来解"汗之则疮已"，"汗"便不仅仅局限于"发汗"，而成为无论应用何法最终"自然得汗"，应用范围也便不再是"疮疡初起之时，正气未虚"，而延伸到外科疾病的始终。

《素问·阴阳应象大论》云："其有邪者，渍形以为汗，其在皮者，汗而发之。"张介宾云："疮在表，则汗之则已。"《外科正宗》在肿疡治法中说："……饮热就暖者，邪在表也，宜汗之。"薛己《外科枢要》中写道："肿作痛，便利调和，脉浮而洪，其邪在表，当先托其里以汗之。"总之，壅阻于皮肤血脉之间的毒邪，皆可随汗而散。换言之，汗是"阴阳和合、营卫通畅"的标志，也就是体表健康恢复的标志，体表健康了，疮自然就愈合了。

张洁古云："治疮之大要，托里、疏通、行荣卫三法。"这便将广汗法治"疮"的总则做了具体的分解，"托里者治其外之内……外之内者其脉浮数，燉肿在外，形症外显，恐邪气极而内行故先托里以防其于也""疏通者治其内之外……内之外者其脉沉实，发热烦躁，外无掀赤，痛甚，邪气深于内也，故先疏通脏腑以绝其源""行荣卫者治其中也……内外之中者，外无掀恶之气，内亦脏腑宣通，知其在经，当和荣卫也"。三者是言具体的战术细节，而广汗法之"汗"所言为战略意图，无论如何治疗，"自然得汗"为其治疗的目标和终点。

以上所言为：得汗，疮才会"已"。而《伤寒论》第85条所言"疮家虽身疼痛，不可发汗"，又是何意呢？从字面上来理解，第85条包含了两层意思：一为疮家不可用发汗的方法来治疗疮；二为疮家即使有外感，偶尔用发汗之法也不可。

一为得汗，疮才会"已"；一为疮家不仅不可用发汗的方法来治疗疮，而且即使有外感，偶尔用发汗之法也不可。

钱瑛曰："……疮家气虚血少，荣卫衰薄，虽或有伤寒身疼痛等表证，亦慎不可发汗。若误发其汗，则阳气鼓动，阴液外泄，阳亡则不能柔养，血虚则无以滋灌，所以筋脉劲急而成痉也。"准确地提示了"疮家"的特征在于"气虚血少，荣卫衰薄"。"疮家"笔者理解为"素患疮者"。当然，还有另外的一些观点也应该引起我们的重视，如张童燕等认为"疮"为"灸疮"，"疮家"为身上长有灸疮的慢性病患者。"气虚血少，荣卫衰薄"的人，如果使用"发汗"的方法，则因体液丢失而导致血容量下降，容易出现张仲景所谓之"痉"。可如果不将"汗"局限于"发汗"，而解为"得正汗"的思路，则"气虚血少，荣卫衰薄"的人也是"可汗"的。

笔者认为，"疮家不可发汗"与"汗之则疮已"并无矛盾之处，是从不同的角度强调"汗"的不同方面的，即外科疾患为"在表"者，是应该用"汗"的思路来解决的，但对于体质虚弱者不可贸然"求汗"，要明白"汗"不仅有"发汗"一法，"阴阳和合、营卫通畅"之"自然得汗""得正汗"才是"汗"之真谛。

仲景的临证也证实了这一点，一方面立虚人禁汗之诫，另一方面又创扶正发汗之法，如少阴表证，虽少阴阳虚，仍以汗法解表，方用麻黄附子甘草汤；《金匮要略·痉湿暍病脉证治》云："太阳病，其证备，身体强，几几然，脉反沉迟，此为痉。瓜蒌桂枝汤主之。"

并非承气汤、四逆汤发汗

彭子益在《圆运动的古中医学》一书中有一篇《温病忌发汗何以温病非得汗不解》的文章，其中讲："发汗二字，误却医家不少。须知仲景《伤寒论》……发汗之方，其中自有得汗之理，并非麻黄汤、桂枝汤将人身的汗提而出之也。缘人身阴阳之气，和合则治，分离则病。既分离又复和合，则汗出也……所以荣卫一和、自然汗出而病解。经方发汗，实际上乃调和荣卫也……何发之有？"此节讲的是"发"只是得汗的一种途径，而不是唯一的途径。"发"只是针对方药的作用而言，而方药作用于人体后出现的反应要由人体的自我调节机制来决定。"汗"所体现的实质是人体"阴阳之气""和合"状态的恢复，药物在人体正常状态恢复这个系统工程之中，充其量只能达到一个辅助和启动的作用。所以不能过分地夸大药物在治疗中的作用，并且过分地依赖药物，唤醒并且逐步扶持人体的自愈能力才应该是医疗真正的价值所在。

承接上文，书中继续说道："伤寒阳明腑病忌发汗、服承气汤得大便后，病人安卧而通身得微汗，而病解；三阴脏病忌发汗，服四逆汤后亦通身微汗，而病解。并非承气汤、四逆汤发汗，亦脏腑荣卫之气复和之故。温病忌发汗……温病之得汗而解，亦与……自然得汗而解之理同……"承气汤从方药角度理解为下法，四逆汤从方药角度理解为温法，治疗温病当用清解的方药，这些方药进入人体后，针对不同的人体状态进行调整，最终达到了"脏腑荣卫之气复和"的治疗目标，治疗成功的标志是一致的——得"微汗，而病解"。

笔者近年提出的广汗法，是以"汗解"为目标来定义治疗方法的，以"正汗"为标准来测定治疗方法的正误的。提出之后研读古医家言论，才发现笔者只是做了文字上的创新而已，广汗法的核心意义已经有无数的中医前辈阐述过。

夏日如何穿衣可"微汗遍身"

患者刘某，女，30岁。确诊银屑病2年，治疗效差，专程从外省至并求诊于笔者。视其皮疹肥厚成块，遍及全身，腰部、胫前为重。舌苔白腻，舌淡红，舌边齿痕明显，舌尖黑红，舌下瘀滞纹理不清，双手脉弦缓滑。辨证为气郁湿阻水停血瘀，郁而化热成斑，治以给水湿去路，开郁之来路，疏通经络，畅达气血。初诊药用苍耳子10g，苍术10g，黄芩10g，黄柏10g，苦参10g，蝉蜕6g，小蓟15g，地丁15g，滑石15g，地肤子10g，当归15g，金银花10g（后下），白酒适量。嘱其趁热服药，小腿部可用电热毯加热，多饮开水，务求向"微汗遍身"的目标靠拢。二诊开始，参考桂枝茯苓丸、柴胡加龙骨牡蛎汤、血府逐瘀汤、麻黄桂枝各半汤、升降散、逍遥散、止痒合剂、暖肝煎、肾着汤、甘草泻心汤、黄连阿胶汤、真武汤、龙胆泻肝汤等方意出入，服药40余日，逐渐舌苔退，舌尖红黑减，舌下纹理变清，脉趋和缓。但出汗、皮损情况变化不明显，笔者考察患者生活方式，发现问题主要出在穿衣上，予以简单调整后，第2日出汗便明显好转，皮损也明显变薄。从此汗出、皮损情况持续好转。

笔者对于该患者穿衣的指导有两个方面：

一为汗多处少穿，汗少或者不出汗的地方多穿。一般患者额头部最易出汗，胸背次之，上肢、大腿再次之，最差的是胫前。患者容易犯的错误在于为求出汗，上半身穿得多，结果是头上和上半身更容易出汗，占了不容易出汗的上肢和小腿出汗的汗出"份额"。导致的结果是，容易出汗的地方出汗多，不容易出汗的地方仍旧出汗很少，离"均匀""微汗"的治疗目标越来越远。针对此患者笔者的指导是让其腿上尽量多穿，上半身则整体穿得薄些，而把胳膊上加上套袖，或者把保暖内衣的袖子裁下来缝在上衣的袖子里面。

二为穿衣与日晒的配合。具体为日晒时要少穿，让太阳尽量直接晒到皮肤上。从户外向室内走的时候必须马上穿衣，避免老百姓所说的"阴着"的情况出现。这点在夏天尤其要注意。患者在夏天经常犯的错误是，户内户外变换时不能及时增减衣服。户外穿得多容易让皮肤陷于"湿""热"，户内穿得少容易让皮肤更加"干""冷"。最利于皮肤脱离病态、恢复正常稳态汗出的皮肤状态，应该是"温"和"润"的，温即不热不冷，润即不湿不干。

患者在笔者指导穿衣后，出汗及皮损变化很快，这让笔者更加重视对于生活方式的指导。很多患者错认为治疗的重点在于吃药——只要好好吃药就是配合治疗，而对于笔者讲的"治疗的主体是患者而不是医生"未给予足够重视。孰不知医者对症用药固然重要，而患者调整自身病态的、不恰当的、致病的生活方式更加重要。没有患者自身生活方式的配合，有时候药物根本难以发挥作用。从这个患者穿衣方式变化带来的显著疗效看，患者应该认识到从医生那里获取"自疗"方案在治疗中的重要地位。将治疗从以依赖医生和药物为主，向以自我生活方式、思维习惯、情绪疏导途径调整为主转变，在这种新型的以患者为主体的医疗模式里，医生的角色从某个角度看，的确更像教练。

"多穿"如何理解应用才能够健康

笔者指导银屑病患者自疗的时候经常会提到"四多两温度"。"四多"指适度多晒、适度多动、适度多吃辛温发散的食物、适度多穿；"两温度"指身体的温度和心灵的温度。在患者自己执行的时候经常会出现意想不到的偏差，这就要求患者无论在"医疗"还是"自疗"阶段，都不能离开医生的指导。

笔者经常强调：病是医生医好的，真正治病的是医生的思维，是对各种方法和药物的全面掌握和适时调配。希望通过借助一些先进的、偏门的、"神秘"的药物或者方法治好疾病，只是患者的"押宝"心理在作祟，实践证明是不切实际的。药物或方法，再先进也不过是治病的一种工具，方向准确的前提下工具好自然会加速，但是工具再好，用错了，或者用反了，不仅不会起到好作用，反而会起到更大的破坏作用。印象中电影《虎口脱险》里有个德国士兵，是个"对眼儿"，用高射炮打下了自己部队的飞机。所以说，药物和方法只是工具，工具是不长眼睛的，用错了，功能越强的工具破坏性越大。

制作更好的工具，摸索更好的方法，都是为医生的治疗提供便利。比这些更重要的是使用工具或方法的时机和度，这些时机和度是思维和策略层面的智慧。这种智慧仅仅依靠灵感或者"纸上谈兵"是得不来的，需要以长期的实践经验和教训为依托。只有成熟的临床医生才可能有这种智慧，一般患者需要做的是积极配合医生的治疗安排，而不是好高骛远、自以为是地自行使用某些方法和药物。在短时间之内能通晓使用药物和方法的策略一般来讲是不可能的。

如何某，男，6 岁。银屑病病史 3 年，曾经治疗的最好效果是除了腹股沟其余皮损均消退。2012 年 5 月初开始就诊于笔者，查其舌淡苔白，左脉弦细，右关滑，皮肤干燥无汗；问诊得知其瘙痒严重，入睡亦痒甚，出汗仅在夜间，部位仅为头部，平素怕冷，手心热，有夜间遗尿，食欲好，食后易腹痛，大小便好。

脉证合参，初步分析其为热郁于阳明太阳为标，太阴少阴虚寒为本，治从中焦入手，方用甘草泻心汤合泻白散加减：生甘草 18g，炙甘草 12g，干姜 18g，黄芩 20g，黄连 6g，姜半夏 18g，大枣 10g，麻黄 6g，桑白皮 10g，地骨皮 10g，免煎颗粒，2 剂冲服，外涂可食用的香油或橄榄油。复诊诸症均减，原方进退服至 5 月 17 日，瘙痒整体减轻，入睡后已不痒，外涂香油的次数已很少，继用甘草泻心汤方为主，加入防风 6g，夜交藤 30g，白蒺藜 30g，苦参 10g，当归 10g，苍术 10g，桑白皮 10g，免煎颗粒，4 剂，水冲服，希望其皮肤变润，瘙痒继续减轻。

2012 年 5 月 21 日复诊，患儿母亲诉瘙痒加重，日夜不休，上身为主。摸其上身汗多，有密布均匀微小红疹，视其如此热天上身穿 3 层衣物。上身"捂汗"过多"起痱子"，这与家长急于求成有关。正确的做法是汗少或不汗出的部位可以适当"捂汗"，已经出汗的地方只要穿长袖（上半身容易出汗的话，则长袖要尽量薄）避免着风即可，这样才可能逐步向"微汗遍身"靠拢。笔者已经反复讲过，患儿家属一定也听到了，但听到和听懂是两个概念。处方中去掉防风 6g，夜交藤 30g，白蒺藜 30g，苦参 10g，当归 10g，针对"捂汗"不当导致的湿热之邪，加入川牛膝 10g，滑石 10g。

2012 年 5 月 24 日复诊，痱子已去，瘙痒大减，上身汗匀，皮损大部分退去。针对下肢为主及腹股沟皮损顽固的情况，改用甘露消毒丹方。

这个例子中应该引起医者注意的是，对于医嘱，不仅要让患者听到，更重要的是听懂。从患者角度讲，出现什么"意外"情况，首先需要做的是反思自己施行中的错误，而不是急着去怀疑治疗策略、方法的正确性。

如何避免类似的情况发生呢？这需要医患坦诚沟通，随时联络，共同努力。

开流截源，银屑病才会不复发

　　笔者提出的"广汗法"治疗银屑病的思路，获得很多医生和患者的验证。如：保定一位中医师通过学习本法，以大剂麻黄附子细辛汤加黄芪、当归、熟地黄、生姜、白酒等加减服用，以温阳发汗为大法治好其母亲有30年病史的银屑病；山东一位患者接触本法后，逐渐停用药物，以生活方式调整为主，达到了8年来最好的皮损状况和身体状况。

　　广汗法强调"微汗遍身"的治疗目的，而不仅只着眼于某种具体的治法，是将治疗的重点从症状的改善转移到身体整体和局部功能稳态的恢复上来（功能的正常与症状的改善相比较，是更宏观、更整体、更正确的治疗目标。对于皮肤病来讲，正常的、自然而然的出汗是皮肤功能恢复和保持正常的最直观的指标）。一些医者将本思路应用于冠心病、类风湿性关节炎等病的治疗上，也取得了不错的效果。

　　随着广汗法的应用和推广，笔者发现有一个问题需要强调：皮肤局部的功能正常固然重要，但更重要的是身体整体的功能正常。必须以身体整体的功能正常为前提，再来强调"微汗遍身"的皮肤功能正常，才能达到治愈不复发的治疗目的。

　　患者刘某，男，29岁。2011年夏患急性进行性点滴型银屑病，与笔者配合以广汗法治疗，单用中药（麻黄类方、平胃散、越鞠丸等方加减）及温酒之类发物治疗，1个月左右获得临床治愈，之后坚持适度多穿、日晒、运动、饮食发物，保持"微汗遍身"而未复发。2012年5月因小腿新起少许皮损而就诊。患者自诉停用中药后一直能保持"微汗遍身"，为何还会复发？

　　在与患者逐项探讨可能引起复发的原因时，患者妻问道："可以大量喝酒吗？"笔者答："不主张大量喝酒，更不允许喝凉酒和酗酒。主张每餐饮用少量温酒，以保持温通发散汗，让体内积攒的垃圾快速而通畅地排出体外……"听到这里，患者妻对患者说："听到了吧，我说医生不会让你喝那么多酒，每次出去应酬都要喝七八两酒，还是凉的……"

原因找到了。

不仅要强调"微汗遍身"，还要让患者明白邪气出入量的均衡问题。广汗法的汗，是在强调"给邪以出路"，如果邪气入的量超过"出路"所能排出的极限，邪气还是会积聚。邪气积聚日久，长期不得疏泄，还是会寻找"微汗"之外的"出路"——这就是该患者银屑病皮损复发的原因。

单靠"微汗遍身"保持邪的去路通畅而不强调阻断邪的来路，皮损还会为了帮助人体"排邪"而重现。只有开流截源，才是"治病求本"、治愈不再复发之道。

邪气的来路笔者思考所及有居住地潮湿、贪凉饮冷、汗出着风、情志不畅、饮食过量等。患者须举一反三，对照自身习惯，及时纠正不良生活方式，不可心存侥幸。切记"不治已病治未病"，若到了"渴而穿井，斗而铸兵"的境地，便只能发"不亦晚乎"之叹了！

皮损是健康问题的信号，治疗需"先安内"

最近在网上看到一种观点："银屑病只是局部皮肤受累，外用药可以直接针对患病皮肤起作用，所以主张能外用药就不口服，能用口服药就不打针输液。"初看似乎很有道理，但细细看后，你会发现对于皮损机理的判断有原则性的错误，这直接导致观点的错误。

中医学认为：表面有问题，有其内在的原因。特别是像牛皮癣这种系统疾病，很少没有内部问题的。所以"攘外必先安内"——解决外面的问题，必须以关注体内为前提。

俗话说：苍蝇不叮无缝的蛋。苍蝇叮蛋，我们是赶走这只苍蝇就完事大吉了，还是必须关注鸡蛋上的缝呢？如果不关注鸡蛋上的缝，前脚赶走这只苍蝇，马上又会有另一只苍蝇及时赶到。你能赶得过来吗？

一劳永逸的方法是，把鸡蛋上的缝修补好。苍蝇尽管来，但是无法侵入鸡蛋的内部。

随时赶苍蝇的思路是对的，但是苍蝇太多了，从实践上来说，你是赶不完的。而修补好蛋壳，苍蝇来了，我们也不必紧张，因为它一定不会侵入鸡蛋内部的。赶走苍蝇可以简单地看作是"外治"，修补蛋壳可以说是"内治"的工作。

只外治不内治，就等于只赶苍蝇、不管蛋缝。苍蝇何其多，你是赶不过来的。外治有效，但是必须一直用，一停就犯病。就如同不管蛋缝，只赶苍蝇，你只要稍一懈怠，苍蝇马上就叮。

有一种特殊情况——蛋不是静止的、被动的，而是动态的、可以随时自动调节的——蛋可以自己修复一部分缝。这种情况下，我们可以只赶苍蝇，为蛋自己修复创造条件就够了。西医治疗中，那部分只用外用药，就获得临床治愈、长期效果也很好的患者，就是有自我修复能力的蛋。对于蛋缝的自我修复就是患者的"自愈"能力。"自愈"能力强的患者，医生可以只用外用药，或者在外用的同时发掘和扶持患者的自愈能力。这就是说，临床上表面来看，是有一部分患者单用外用药就获得了好的效果，但那不意味着我们可以忽略对于内部的关注。离开对于内部的关注，你的外治就可能伤害到患者的自愈能力；同时，对于"自愈"能力不足以改善内部状态的患者，医生只去外治就会贻误治疗的有利时机。

所以说，以内治为主、为前提，使用外治、重视外治、强调外治才是正确的。即使有一部分患者可以不用内治也能治愈，但是在医生的思维里，也必须给内治留有足够的空间和位置。那样才会成就有把握的治疗，而不是偶尔治好一些病人。

治疗需要方向、策略和技巧、经验，单是一些临床资料的整理总结，得出来的只能是"知其然而不知其所以然"的经验。方向、策略需要思维的深度、宽度、高度，要求的不仅是技巧，更是思想。无论中医和西医都需要思想。

什么叫"疗效"？什么叫"满意的疗效"？难道把苍蝇赶走，看不到了就能叫作"疗效"吗？在疗效问题上，我们需要认真地思考。不时刻牢记"以人为本"，医生和患者都会在疗效的问题上迷失。

下面我把那位不错的西医皮肤科大夫的文章转载于下，供大家分析：

"能用外用药治疗就不开口服药，能用口服药治疗就不开打针输液"，原因如下：①很多皮肤病患者，包括银屑病患者，都是局部皮肤受累，外用药可以直接针对患病皮肤起作用，疗效可靠，好把握，好观察，可以根据情况及时调整用药。②皮肤科历来重视外用药，所以皮肤科外用药的发展也很快，对于各种皮肤病，有很多相应的外用药可以选用，疗效可靠，安全性高，价格便宜。③外用药副作用一般只发生在局部，好控制，很少出现系统的不良反应。④对于银屑病，大多数患者不需要吃药打针就可以取得满意的疗效。何必吃药。⑤现有针对银屑病的疗效好安全性高的系统用药比较少，这是由这种疾病本身发病机理比较复杂所决定的。还不能指望靠吃几种动植物成分的组合就能治好银屑病，虽然这些成分的组合方式是无限多的。⑥只有少数较严重的病例我才推荐使用口服药或者打针输液治疗。

春天"发"病，当从"发"治

春天到了，小草会发芽，树叶会发绿，小动物会发情……一派生机勃勃的景象里，人们却频频"发"病。这把病"发"出来的状况是好还是坏？如何应对呢？笔者试着从中医学的角度，给大家分析一下。

让我们先回到2500年前，看看祖先是怎么说的："春三月，此谓发陈，天地俱生，万物以荣。""发"是发散、打发、发送的意思，"陈"就是旧的，需要淘汰的，积攒下的垃圾。正因为有了这个"发陈"，才会有小草、树木、动物在春天里的"春意盎然"，有了宇宙万物的欣欣向荣。这一切直观地演示着新陈代谢的自然规律，用俗话讲就是"旧的不去，新的不来"。人体作为自然的一分子，是不是也在随着天地、万物一起"发陈"呢？

答案是肯定的。

中医把人体随着一年四季的变化，体内发生的变化总结为"生、长、收、藏"四个字，与四季相对应就是"春生、夏长、秋收、冬藏"。秋天、冬天是人体收藏能量，为春夏的生长做准备的阶段。收藏能量的过程中也同时会积攒一些废物和垃圾，当春天到来的时候，必须先把这些垃圾扔掉，才可以"轻装上阵"去生发，这就叫"除旧布新"，只有这样，人体才会生机勃勃，生生不息。扔掉垃圾的行为就是《内经》所讲的"发陈"，通俗了讲就是"把你体内的脏东西给发出来了"。

在身体状态正常的时候，"发陈"只会有轻微的不适或者根本没有感觉。但是，如果人体内的"陈"物太多，或者身体对于"发陈"的准备工作做得不好，"发陈"工作进行得不够顺利的时候，就会出现一些"发"的外在表现。这些症状从严格意义上讲不应该叫作"病"，应该叫作人体本能的"发陈现象"。对于这种现象，我们应该帮助它，让它"发"得更顺畅才对，绝不应该压制。试想，家里攒了很多的垃圾，是想赶快盖住不让别人看到呢，还是尽快地把它清扫出门呢？笔者认为，答案一定会是把垃圾打发走，而不是藏起来或盖住。

如此看来，对于春天"发"病，应该帮助而不是压制，应该尊重人体本能的"发陈现象"，感谢清除体内"垃圾"的"自洁现象"，是它们在岁月的轮回中默默地呵护着我们长久的健康，千万不要误解它们，仇视它们，污蔑它们为"病"，甚至迫害这些正义的行动。现代医学中盲目针对症状的治疗该到停止的时候了。

另外，为了迎接"发陈现象"，保障"发陈"工作的顺利进行，需要提前做的准备工作有三方面的内容：一是"阴"，就是水分够不够；二是"阳"，就是体内有没有火；三是"发"的道路是否已经疏通好。没有贮备好体内的"阴"，发时便会出现唇干裂、皮肤干、失眠等；没有贮备好"阳"，发时就会出现免疫力下降、心脑血管疾病易发、食欲差等；发散的道路没有及时疏通，发时会出现眼睛痒、面部红斑、情绪暴躁等。民间流传的春天吃梨，吃香椿，吃大蒜，吃"清明茶"，"春捂"，以及忌食生冷、黄花菜等，都是为了顺应自然规律辅助"发陈"的一些措施。但都只适合于一部分人，却不适合所有的人，所以在使用的时候要首先辨别自己的具体情况，不能盲从，此为"因人制宜"。

秋宜下与病宜汗

《伤寒论·辨可下病脉证并治第二十一》开篇即云："大法，秋宜下。"这与《内经》中"春夏养阳、秋冬养阴"（此处阴为收藏之意）的养生大法是一脉相承的。根据这个原则，在治疗有病的机体时，应该不违逆天的大趋势，尽量不用汗、吐的方法，特别是在为慢性病制定大法的时候，这点更须给予足够的关注。

"病宜汗"是笔者总结的对于银屑病的治疗大法。

"下"与"汗"在治法上应该说是矛盾的，一者向下、向内，一者向上、向外。

秋天应该如何治疗银屑病呢？特别是慢性银屑病需要较长时间服药者。是应该顺应天时遵循"秋宜下"，还是应该按照笔者总结出的治疗银屑病的规律服从"病宜汗"的原则呢？

对于这种表面上看起来的矛盾，我们需要深入的分析：

"大法，秋宜下"，是说在秋天得病时尽量采取"下"的方法，要"下"的是邪，治疗的目的是邪去而"阴阳自和"（见于《伤寒论》第58条），"表里实，津液自和"（见于《伤寒论》第49条）。

"病宜汗"，是说患银屑病的机体都存在出汗的障碍，治疗的目的就是通过各种方法达到"阴阳足，汗路通"的目标。

"阴阳自和""表里实，津液自和"与"阴阳足，汗路通"并不存在矛盾。由此推出治法的"宜下"和要求患者的"宜汗"也是没有矛盾的。

入秋后，笔者根据"大法，秋宜下"的治法原则，用方上更多地选用了柴胡类方、白虎汤、防风通圣丸方、龙胆泻肝丸方等具有"下"的作用的方剂，同时在对患者的医嘱中仍然强调需要综合调整达到遍身发热、"遍身微似有汗"的目标。以人为本，将"秋宜下"与"病宜汗"有机地融合在治疗策略中，取得了满意的治疗效果。

秋冬养皮肤，少洗多抹油

秋冬季节，树叶逐渐枯黄，大地日渐干燥，万物萧瑟。

这是为什么呢？

每一种自然现象后面都有其原因，作为讲究"天人相应"的中医学，需要了解自然变化背后的机理，然后主动地指导人去更好地顺应自然的变化。

秋冬季为何自然界会出现一派枯燥的现象呢？这是由阳气的发散、收藏规律决定的。春夏季节，阳气发散，阳气处于地表，所以会出现一派生机勃勃、万物繁茂的景象。但是阳气在发散、表现一段时间以后，需要藏起来休整、养护一段时间。所以在秋冬季节，阳气藏于地下，自然界就出现了这种干燥、肃杀的景象。还有这样一个事实：地下室，特别是农村的地窖里，冬天是热的，而夏天是凉的，也是这个道理。藏是为了来年更好的发扬，所以我们大可不必对着地表的这种干枯慨叹、悲伤，当你想到地下阳气正在保养以待来年的时候，我们应该更多地感到希望。中医讲"春夏养阳、秋冬养阴"，此处"阴""阳"应当作"收藏"和"发散"讲。

大自然在秋冬季节的表现是地表景象逐渐干枯，阳气藏于地下。"天人相应"，人在秋冬季的表现也是体表逐渐干燥，体内（类似于自然界的地下）的"阳气"在不断地蓄积。这就决定了秋冬季节渐进性的"外寒内热"的趋势。这就是我们在这个季节感觉到干燥和上火的原因。

因此，分析秋冬季节疾病的时候，要从三个方面来分析：①外寒；②内热；③人体对于这种变化进程的适应情况。人体对于外界的影响有个缓冲和"消化"的过程（人体的这个能力，我们把它叫作维护"自稳态"的能力。比如体温，不论冬日严寒，还是夏日炎炎，人体的体温基本上是恒定在 36℃～37℃）。

秋冬主藏，所以秋冬季节人体皮肤向干燥转变是正常的，但是这个转变需要在一个适当的"度"之内，就是不影响人体的正常生活和工作。变干但是不皲裂、不瘙痒便是我们可以直观把握的"度"。

平素皮肤不好的人，或平素就有皮肤疾病的人，体内的"自稳态"本身就有问题，到了秋冬季节很容易皮肤干燥、瘙痒、皲裂、肥厚。这种情况最多见的部位是小腿前面（医学术语叫胫前）。加之本身对于人体健康和皮肤的知识所知不多，出现这些情况的时候，很多人会以为"是皮肤有菌了，需要杀菌"，于是用热水烫洗，"效果很好"，很快就不痒了。但是接下来的是短暂的不痒之后的更痒，于是用更热的水烫，这样就形成了"越痒越烫，越烫越痒"的恶性循环。

出现这些情况怎么办呢？首先要打破这个恶性循环链，停止烫洗。还要建立起一个观念：皮肤喜欢温、润。外界可以变凉，但是我们需要帮助人体的皮肤建立一个稳态，如何帮呢？"少洗多抹油"。

抹什么油？食用的橄榄油或者香油（因为香油有味，所以一般人更喜欢用橄榄油），因为食用都可以，那抹再多也可以保证安全，可以说有利而无害。什么时候抹最好？无感温度的温水泡澡后，快速抹干体表可见的水分，马上抹油，这样可以"锁"住泡浴后含在体表的水分，让皮肤更加"温润"。需要补充一句，泡澡和淋浴是完全不同的两种方式，淋浴更多时候会越淋皮肤越干。很多患者家里没有大浴盆，可以选择折叠的浴桶。如果皮肤有严重的问题，就需要在泡澡的水里面和外涂的橄榄油里加入中药，一般情况会选择夜交藤、杏仁等非常安全的中草药。

皮肤"温润"最理想的状态应该是"微汗"。微汗是摸起来温热，微微发潮，但是没有可见汗液的一种状态，从中医理论来讲，这种状态对于人体是有益无害的。达到这种状态最好的方式是运动——温和而持续的运动，需要保证较长时间的运动，才可能达到"遍身温润"。还要强调一点：很多人运动后会出现头上大汗，腿上依然干燥的情况，这是由于运动量大而时间不够，需要减少运动量而增加时间。小腿前面是比较难出汗的地方，而头面部、背上是较容易出汗的地方，可以上面少穿或运动开始后逐渐减上衣，而下面多穿并且加强小腿部位的保暖。

夏季养生保健康，日晒在外须知汗

每年5月5日或5月6日是农历的立夏。"万物至此皆长大，故名立夏"。立夏表示春天的结束，夏天的开始。人们习惯上把立夏当作是温度开始明显升高，炎暑将临，农作物进入旺季生长的一个重要节气。

立夏马上就要到了，天地都换了新装，在天地之间，人应该做些什么，让自己的身体变得更健康呢？

要知道这些，我们需要走进《内经》——这部养生经典中的经典，看看中华民族智慧的祖先说夏天应该如何效法天地、亲近自然、适应自然。

《内经》中讲四季养生有一篇非常重要的文章——《素问·四气调神大论》。篇中这样讲夏季养生："夏三月，此谓蕃秀，天地气交，万物华实，夜卧早起，无厌于日，使志无怒，使华英成秀，使气得泄，若所爱在外，此夏气之应，养长之道也。逆之则伤心，秋为痎疟，奉收者少，冬至重病。"笔者在研究多年后得出一个结论，此段的重点在"无厌于日……使气得泄，若所爱在外"，用一个字来概括，就是"汗"。下面分别来叙述。

先说"无厌于日"。夏天不要怕太阳，夏天本来就是应该外散的、开放的，人也要顺应这种外散，适当多晒，才能跟得上自然的节拍。"无厌于日"通俗说就是不要讨厌太阳，要不知满足地去晒太阳。真正需要少晒的是整日在阳光下劳作的农民。其他的、需要多晒的人，夏天却都躲着自然界免费赐予我们的最好药物——阳光。有一个患者经我治疗后，写下自己的体会"万物生长靠太阳，我也不例外……"

现在的社会，有两样东西最不能滥用，一是空调，二是防晒霜。我们都会有这样的体验：很热的时候，一进空调开得很足的房间里，我们会不由得倒吸一口冷气，甚至会打哆嗦，在自然界的夏天里开放的毛孔突然遇冷闭塞，就好比一扇敞开的门被野蛮地摔了一下而关上。一次，人体可以缓冲，把这种伤害化解、缓解，但是无数次地摔"门"（在临床上我们经常把汗孔比作门），门和门轴不坏才怪呢。我经常会给病人解释："你为什么得病呢？就是你人体的门坏了，治疗就是给人体修门。"空调不是不好，但是不能开得太低，要和自然界的温度相对接近，不要让人体的门在大寒大热之中来回摔，直至摔坏。环保组织曾经提过一个说法，"夏季空调不要低于26℃"，我认为这是可行的。有很多患者从外省坐空调车来看病，她们很发愁——如果别人把车里的空调开得很低，我们无法左右的时候，该如何自保？我告诉她们："在自然界的夏天里，别人在一个小范围里制造了一个冬天，你穿着羽绒服过冬就行了嘛。等到了自然界的夏天，你再穿回夏装就行。"防晒霜的危害我们将在下一部分揭露。

接着来谈"使气得泄"。换个说法，大家更容易理解。房间里的东西储存的时间久了，就需要一次大扫除，如果没有这样定期的大扫除，身体就会慢慢变成一个垃圾场。夏天——泄，就是大自然给人体提供的一个大扫除的机会。人体内的气从哪里泄呢？皮肤作为人体最大的器官，泄的作用应该也是首当其冲的。通过皮肤如何"泄"？自然就是出汗。那防晒霜能干什么呢？一是防太阳，二是会堵塞毛孔，影响汗液的正常外泄。夏季养生要"使气得泄"，而现在大家却忙着更换指数越来越高的防晒霜，去阻挡这个"泄"的过程顺利进行。有专家说：很多人是在自己找病。我认为说得不算过分。

最后谈"若所爱在外"。如果我们自己的"所爱"，比方是我们的初恋情人，在门外面，我们还能在家里待得住吗？我们智慧的祖先说得何其通俗，但是现代人却偏偏充耳不闻。夏天里的一种常见的情况是，家里会冷、会潮，而自然界却是温暖的。"若所爱在外"就是告诉我们：要时时刻刻往外面跑，要主动地、自觉地往外面跑，就好像我们的初恋情人在外面吸引我们一样。

将"无厌于日""使气得泄""若所爱在外"连起来看，都是在说夏天里人应该顺应大自然的规律，适度多晒、适度多做户外活动，以达到适度多"汗"的目标。

自愈与健康医学

说到"自愈"理念对于我的医学道路的影响，是怎样强调都不过分的。

认识自愈，懂得自愈，利用自愈，尊重自愈。这一系列与"自愈"有关的词组，可以说浓缩了我目前医学思想的全部。正因为有了自愈的思想，我才会提出长效和"自疗"的概念；正因为有了自愈的思想，我才会知道医学和医生应该自觉地处在教练的位置；正因为有了自愈的思想，我才会告诉患者可以缓缓，"有病不治常得中医（此处指中等水平的医生）"；正因为有了自愈的思想，我才会更多地指出"对症治疗"的危害；正因为有了自愈的思想，我才会体会中医祖先"病非不治也"的那份从容；正因为有了自愈的思想，我才能更准确地定位中医学中"方证对应"理论的地位；正因为有了自愈的思想，我才会在临床中更多地强调理论指导和治疗的方向问题；正因为有了自愈的思想，我才会更多地阐述"治愈""根治"等概念，我坚信有了患者自己主动地学习与合作，健康才可以长久，不再复发才可以成为必然；正因为有了自愈的思想，我的治疗才会在不损害患者长久健康的道路上走得更久；正因为有了自愈的思想，我才会大张旗鼓地宣扬"珍惜发热""感激发热"等似乎不合时宜的观念；正因为有了自愈的思想，我和病人才更容易成为朋友和"战友"……

首先让我认识"自愈"的是研究生课程中的自然辩证法这门课，至今我依然珍藏着那几页薄薄的资料。以下实录那段对我影响至深的文字，以纪念那个脱胎换骨的开始。

问答题34：如何理解治愈与自愈二者的关系？

参考答案34：人体本身有一种战胜疾病的自愈力。当自愈能力不足以战胜疾病时，才需要药物和其他治疗手段（来应急）……在强调治疗的同时，不应忽视机体的自愈能力，更不能因治疗削弱了机体的自愈能力。何况人体的许多疾病是能够自愈的，有些疾病虽然不能自愈，但依靠机体的自愈能力仍可维持必要的功能达几年甚至几十年。大多数慢性疾病，与其说是靠药物来控制病情，不如说是依赖机体的自我修复、代偿能力来维持生命活动的。许多传染病，如流行性感冒、上呼吸道感染、细菌性痢疾等，只要不发生严重并发症，大多数能够自愈。

即使是在临床治疗效果明显的情况下，治愈和自愈也是相伴而行的。任何有效的治疗只不过是为痊愈创造了条件，或者缓解了病情，为机体自愈赢得了时间。疾病的痊愈还得依靠本身的自愈能力，包括免疫、防御、代偿、修复、适应等机能。青霉素治疗肺炎球菌性肺炎，疗效显著，但没有机体的细胞吞噬、病变组织的吸收、修复，即使病原菌全部消灭，病灶仍然会存在。某些特效疗法，虽能有效地抑菌、杀菌，但仍有一些病例久治不愈，原因在于机体自身的自愈能力过于低下。外科手术可将局部病灶切除，若没有机体的修复能力和形态、机能、代谢的代偿能力，病人不但不能痊愈，反而会产生更加恶劣的后果。

接下来是一个演讲，让我对于"自愈"有更清晰的认识，是陆广莘先生在凤凰卫视的"世纪大讲堂"上讲的《中医的传统和出路》。

而以大禹治水的方略，顺势"给邪以出路"；以"木桶理论"去关照和提高机体各方面的"自愈"能力；在治疗银屑病方面，越来越多的成功实践让我对于"自愈"疗法有了登堂入室的感觉。

107

用这样的思路，去研究、攻克与银屑病一样的另外的疑难疾病，是不是会有另外的收获呢？

经常，"任何有效的治疗只不过是为痊愈创造了条件，或者缓解了病情，为机体自愈赢得了时间"这行字会像孙悟空头上的紧箍咒一样，金光闪闪地出现在我的脑海，让我在面对优异的疗效时敢于自省，勤于反思哪些才是真正的药物治疗起到的作用；让我在治疗出现挫折困难的时候，在短暂的气馁后我会重新振作，以人为本，我们最终可以取得胜利。

很少是治愈、常常去帮助、总是在安慰。这是西方医学先哲的名言。这些说明了什么？说明了医学、医生都应该像最初的祖先那样，明白人体的自愈，懂得"医学的目的"是帮助人体而不是越俎代庖。不是对抗、压制和直接补充。要明白，所有的治疗都是作用于人体后，人体在作用。体内和体外的，人体内和动物体内的，这个人体内和那个人体内的，过去这个人体内和现在这个人体内的，反应都是不会相同的。所有的都可以借鉴，都不能照搬，都不能批量化地复制。

对于人体的自愈能力，医生应该做些什么呢？"努力发掘，加以提高"（国医大师陆广莘语）。

积累健康还是疾病

《易经》坤卦中有这样的表述：积善之家，必有余庆；积不善之家，必有余殃。臣弑其君，子弑其父，非一朝一夕之故，其所由来者渐矣，由辩之不早辩也。

读书至此，笔者想起原先写过的一个句子：病来也渐非如山，冰冻三尺逐日寒。

积是重要的。正确习惯的逐渐累积，必有所成；而错误习惯的逐渐积累，必有所病。

辨是重要的。如果在习惯形成之初能辨别其正误，错的及时纠正，正确的大力发扬，那么一定会有好的结果，而不会出现坏的结果。

早辨是重要的。但早晚需要活看，早晚是和别人比，更是和自己比。中国古语有"朝闻道夕死可也"，比起那些人，如果不到那一步听到正确的道理的人都算早；中国还有一句古话叫"亡羊补牢未为晚矣"，出现一些不好的苗头，或者一些不致命的疾病，都可以理解为"亡羊"，如果以此为契机，早辨，改变，那就是早；如果出现问题，急于消除症状，不思考"为什么"，只顾眼前，放任一个个改变的时机被错过，那就是晚。

所有大的变故都是小的错误累积而成的，如果早辨，改变，防微杜渐，那么大的灾祸在"未病"之前就防好了，治于无形。但是更多的人，只有到了大的灾祸到来之时才会"病急乱投医"，去求"下医"，求"速效"，这样只能导致更大的灾祸。

《内经》有言在先："渴而穿井，斗而铸兵，不亦晚乎？"

对于与银屑病患者有血缘关系的家人，都应该来学习广汗法的理论体系和实践操作。对于已经患银屑病的人来说，笔者的治疗是在纠偏；对于未患过病的银屑病患者周围的"高危人群"，按照银屑病患者治病的生活习惯去生活，就是在防病；对于大多数的"健康人"，笔者倡导的"得正汗"的生活方式，是在帮助大家"积善"，让健康者更健康，让不够健康的人找回健康。

因为笔者所倡导的"得正汗"的生活方式，旨在健康，对于当今社会的大多数人都会有所帮助。我经常会对患者说："这种生活方式，对病人来说是治病，对后代来说是防病，对于正常人来说是养生、保健。"

在与一群老年大学的学员交流的过程中，我做了一个调查：您小腿前面会出汗吗？所有学员给出的答案都是否定的。这引起了笔者的重视，这群老人很多在经受更年期"多汗"的困扰，很多人在经常足浴"保健""出大汗"，但无一人胫前会出汗。其实他们不属于"多汗"，都属于"不会出汗"，在笔者的理论体系中叫做"汗出不匀"。

对于汗的教育应该受到重视了，对于健康来说，这远比大规模的体检经济而有效，"遍身微汗"甚至可以说就是健康的代名词。

早日懂得"遍身微汗"的重要性，早日辨，早日变，早日积。这些应该不只是与银屑病相关的人群需要关心的事情。

"活子时"

——"阳气者，静则养神"

南怀瑾先生在演讲中提到：一天十二个时辰，是中国古代对宇宙运行的规则的认识。子时是"一阳初动处，万物未生时"，属阳，一天的开始是子时。以子时开始的十二时辰是讲天地之间固定的一个运动。活的子时，是把天地运行的法则用到你自己身体上来（以上内容根据《小言〈黄帝内经〉与生命科学》一书）。

上文提到了一个新的概念——活子时。什么叫活子时？或者说活子时这个概念对于人体健康有什么用处呢？"活子时就是随时做到无念"。无念不就是静吗？"懂得活子时……你自己可以调整自己身上的四季，可以把不好的变成春天"。让身体内四季如春，保持一个稳态，这不就是健康吗？如此来看，活子时——静，对人体健康的益处非同小可。

静，真正的静不是不动，而应该叫入静。入静可以帮助身体模拟自然界子时的状态。自然界的子时，天之阳气在历经收藏之后初生，顺应天之子时，人体子时进入深睡眠，身体也可顺利地进行"一阳初生"。而主动地让身体随时进入"活子时"，"随时做到无念"是更高层次的要求。

邢玉瑞著的《黄帝内经释难》中对于阳气与静的论述会让我们对于"活子时"有更多的期待。《素问·生气通天论》在论述了阳气的重要性之后，进一步阐述阳气与阴精的关系时指出："凡阴阳之要，阳密乃固。"后世医家大多从王冰注之义，释"密"为闭密、固密等，认为人体阴阳平和协调的关键在于阳气的固密。但是通观《素问·生气通天论》所论，在重视阳气在人体作用的同时，原文突出反映了阳气及阴精喜静谧而恶躁扰的特性。凡六淫外袭、烦劳、大怒等，常常会导致阴阳失于宁静，功能失常而发病。故《素问·生气通天论》云："阳气者，精则养神，柔则养筋。"文中"精"，通"靖"，静也。《尔雅·释诂》曰："柔，安也。"《方言·卷十》曰："安，静也。"精、柔二字为变文，均有安静之意。全句意为安静则阳气功能正常，能够温养神与筋。与上文"烦劳""大怒"等躁扰而阳气失常相对应，说明了阳气宁静对人体生命活动的重要性。李今庸考证认为"密"在古代文献里训为"静"义。所谓"阳密"者，乃言阳气宁静也。"固"，可训为"长久"。如斯，则阴阳和调之枢要在于阳气宁静始乃久长。《素问·至真要大论》也指出："夫阴阳之气，清静则生化治，动则苛疾起。"《素问·生气通天论》所论，还有与此观点相呼应者，即："故风者，百病之始也，清静则肉腠闭拒，虽有大风苛毒，弗之能害，此因时之序也。"王冰注云："夫嗜欲不能劳其目，淫邪不能惑其心，不妄作劳，是为清静……清静者，但因循四时气序，养生调节之宜，不妄作劳，起居有度，则生气不竭，永保康宁。"

笔者认为入静对于银屑病患者有两方面的作用：一为银屑病属于心身疾病，多数患者有心理问题，入静（包括趋向于入静的训练）可以帮助他

110

们调整心神（见上文"阳气者，静则养神"），有利于治愈；二为入静可以帮助人体阳气的潜藏，我们简称之为生阳，而适度的运动可以帮助通阳，动静适度，阳气不耗（或者少耗）而通，才是人体长治久安之本。

银屑病归根结底的病因在于不通，治疗的根本在于想方设法使之通。但一时的通不是目的，一世的通才可以保证银屑病的根治。汗是标志，通是大法，长久的健康是目标。基于这样的认识，治疗银屑病我们不仅要重视动，更要重视静，静则养神，静则阳生，可助通。

以健康为目标，根治银屑病

——兼评《健康学概论》

得悉郭学志学兄的新书《健康学概论》出版，很是高兴。笔者近期虽然看起来更多时候在解析银屑病，但思想中从来不以"病"的概念为主，而是将病变作为健康偏离的一种表现、一个健康受损预警信号来研究的，这样就保证了"目中有人"的研究疾病的正确前提。而着眼于人，就要思考人生老病死的过程、人类的生活方式、人生存的地球、万物生长依赖的太阳等，当看到《健康学概论》一书时，笔者发现了较之自身的健康视野更大的视野，更容易在人的问题上让东西方科学交流的表达，让银屑病根治解释更顺畅的理论体系。于是有读下去的欲望和让他人共享的冲动。

道可道非常道。真正的道理是需要不懈思考，而不是用来言说的。于是要让思想者把复杂的、正在进行中的思考，撷取一部分出来与大家分享，实际上是一件勉为其难的事情——对于大家认识他的思想和思想者将他的思想做一些简单化的描述这二者，都是一件困难的事情。而现代社会，学术是需要更多的人来关注与参与，才可能更好、更快地造福于世界，所以传播又是一件不得不面对的事情。于是对于《健康学概论》这样一部尝试表达复杂思想的书，就需要一些桥梁。桥梁的作用是把宏观的思想具体在一个实践的点上，让大家看到思想光辉的实际用处。

把银屑病作为"健康学"的一个展示基地，便是我已经开始思考的事情。

疾病与健康是个大话题。是着眼于疾病，通过治病、防病来向健康靠拢呢？还是立足于健康，远离疾病呢？这里面有主动与被动、积极与消极的区别。人生下来是相对健康的，经过不良的个体和群体生活方式的影响，经历了亚健康状态和亚疾病状态而到病态。这个过程里面本来有无数个机会可以扭转，但是，在"疾病医学"主导的世界里，这些机会都被忽略而错过了。一个人的病可以更多地找个体的原因，而一群人、一批人前仆后继都"病"了，就需要找人类健康的问题和文化健康的原因。

银屑病，起码是一个群体性的疾病，可以作为人类正在批量制造的慢性疾病的一个代表来看待。以消灭症状为主流的西方治疗模式，带给越来越壮大的慢性病人群是"恨病服药"和终生治疗、吃药等死的医疗模式。如果换个方向思考，症状可以看作人体发出的健康的预警信号，要重视这些信号，解决信号所反映的问题，而不是压制"症状"、掩耳盗铃。这些就是健康医学与疾病医学的不同。笔者找到了"汗"（此处特指遍身微汗为特征的正常出汗）作为银屑病患者重获健康的指征，以"汗"作为关注点，可以让患者主动地保持健康。有"正汗"便是健康状态，一时的生活偏颇会让健康状态偏移，但是还有亚健康状态和亚疾病状态作为缓冲，及时调整便可以重回健康。只有严重的偏离才会出现健康严重受损，银屑病皮损便是机体严重偏离健康状态的信号。出现信号也并不可怕，针对结果用一些纠偏的药物，主要还是生活方式和文化健康的认识需要更准确的调控，有了这些"健康学"高度的认识，根治不仅是可能的，而且是很顺理成章的事情。而根治在"疾病医学"的世界里，却是无法回避、无法逾越、无法解决的死结。

笔者只是局部的、有限地践行了《健康学概论》里表达的思想，便在银屑病这样的世界性难题上获得了不错的疗效（包括速效和长效），如果在其他领域，更多层面的、更系统地开展健康学的实践的话，结果会如何呢？

健康学作为以东方科学思维为核心的、中医学的子学科，较之中医学母体来讲，更容易和西方的科学沟通，这也可以作为一个桥梁和纽带，帮助中医学与最先进的西方思维、最先进的西方科学互相借鉴，而不需要借助西医学作为中介，这样中医学走向全人类的进程将会大大缩短。

《健康学概论》里有很多的篇幅描述现代物理学的原理和前沿思考，作为中医人知道这些西方科学前沿的结论和中医的核心思想一致就够了，那些是西方人学习健康学的时候的重点。作为中医人，更多的是靠这本书找回自信，找回中医思维的主体地位，学会用我们自己的文化、符号来思考，这才是最重要的。

中医学中最核心的东西是养生，养生生之气（治病在中国古人来讲的确只是小道、下医之道，是养生过程中出现暂时问题"辅行"于养生大道的），这似乎是比"健康学"还要高深的问题，是"健康学"向更积极的路线行进的方向，《健康学概论》的细节相信会讲到这部分内容的当代思考。

在本文的最后，笔者撷取了书中的一些章句，希望能引起更多学者的关注：

①世界万物，特别是地球上的万物皆在循环中，只是各种元素的循环周期不同而已。构成人的基本元素同样也在地球的物质循环之中，是地球物质元素循环链中的一个链条。人正是由于其组成元素的物质循环，和宇宙完全成为一个不可分割的整体。

②我们不要仅抱着"唯物质论"的观点看待世界，还要以"关系"来看待这个世界，即这个世界存在的实在是"关系"。

③人和宇宙世界的不可分割性还表现在"节律"方面。人体的生命节律是在地球、太阳、月亮等周期性运行变化的基础上形成的。生命从某种角度讲，就是"节律"。生命的节律表现，就是耗散结构在时间方面的体现。从这个意义上讲，人体完全"嵌"在宇宙运行中……

④在当今的时代，单纯从个体的角度来探讨个体健康是不全面的……如现代生活方式导致的慢性病，如果不改变生活方式……就得不到改善，而现代生活方式是由文化背景决定的，一个人生活在竞争激烈的现代社会，想独自悠闲地生活是不现实的。因此，我们只能放眼于人类整体来研究，才能从根本上实现个体的健康。

⑤构成世界的基本要素包括三个方面：物质、能量和信息。我们现在

主要是从物质元素和能量两方面展开研究，信息方面的研究甚少。而人体在通过物质摄取能量的同时，也完成了与外界的信息交换。这就需要我们对食物所蕴含的信息展开分析和研究。

⑥现代科学已经证明人体是由微生物和人体细胞共同组成的生命共生体。也就是说，人体生命的健康问题，从某种意义上说也是人体细胞和体内各种微生物之间的和谐关系问题。而人体微生物和外界各种因素的关系是非常密切的，我们可以推想人体内微生物由于外界气候等因素的变化而变化，这种变化对人体保持健康有什么样的启示呢？

⑦文化健康学……是希望全人类……即不同文化体系的人都以科学的角度来研究"文化"，从而得出共同的文化价值观，而不是简单从意识形态或文化角度研究"文化"。探讨什么样的文化价值观是真理，文化健康学提出了评判的标准，即是否有利于人类的健康。

⑧真正解决人类身心合一的途径是文化。文化是心灵的土壤，研究人类心理健康，必须研究文化。

⑨我们祖先的思维方式及对宇宙的认识，在今天看来都与最前沿的物理学所提示的世界观相似，它是那样地富有魅力，那样契合地代表和反映了这个世界的普遍规律。作为中国人，我们应该为此感到骄傲。

⑩按照自组织理论，人是由简单的单细胞生物经过数千万年逐步复杂演化而来，那么与人体共存的那些古老微生物和人体的关系，就不仅仅是以前人们认为的寄生和共生的关系那么简单，而是彻头彻尾的一家人。

⑪人类健康状态的保持，是一种策略……健康科学研究的对象是一种状态，即人体稳定而有序运行的状态……是一种研究"关系"的科学，即研究人体和宇宙、大自然，研究人和社会、人和人、人体内部各种关系的科学，研究这些关系如何和谐而稳定地运行。

⑫健康研究是在基于这些基因决定的健康的基础上展开研究的，是良好健康状态保持的研究。

下篇

从医患互动，

探究汗与自愈

神奇的锻炼

　　张主任：您好！真是一件非常神奇的事情，我也不太清楚到底是怎么回事，我是 10 月 28 日左右开始每天运动 2 小时的，哈哈，想想真是神奇，之前吃了那么多的药都比不上这近 20 天的锻炼，现在胸前皮损基本消失，小腿也明显见好，皮损由厚变薄，但是范围变大，颜色变浅，看到您书上写的，再加上自我感觉，我现在非常有信心。

　　我上身比较容易出汗，不需要高强度的运动，跑步很容易累，发现老年人的广场舞非常适合我，之前和村上的中老年人一起跳舞，她们跳了一会就浑身汗滴滴的，我却一点反应也没有，心里真羡慕她们。后来天气变冷了，风又大，我就自己在房间里跳，跳十几分钟，上身就开始发热，于是停下来，等要出汗的感觉过去了再开始跳，就这样反复，但是下半身不出汗。不增加强度，因为人会感觉累。有一次口渴喝热水，发现有助于出汗（以前晚上不喝水，怕第 2 天水肿），皮肤太干，干得疼，涂橄榄油好多了，也不疼了，也挺有助于出汗的，就这样慢慢调整，现在跳十几分钟，脚、小腿、上身都开始发热了，然后，继续，等上身要出汗的时候就停下来，不让汗出来，等 3 ~ 4 分钟再继续。刚开始的时候，觉得每天要运动 2 小时很难坚持，现在觉得时间过得很快，还没过瘾呢，1 天不动就不舒服。这个月 1 号开始写健康日记，把每天的情况写下来，坚持不下去的时候，鼓励自己，有效果了，更加有信心了，真是不错。

　　看了您的书，您写的油炸元宵的比喻非常形象，原来银屑病是这样形成的。自己的想法也在慢慢改变，只有自身体质变好了，变通了，才是根本，银屑病不乱治不会影响寿命，这比其他某些病好太多了，我爸爸也经常这样跟我说，真是用心良苦啊！现在我不像以前那样烦躁、悲观、失望了，有了正确的认识：唯有慢慢改变自己的体质，通过运动的方式，整体出汗，慢慢变好，不可能一天两天皮损马上就全部消失，皮损的消失是表象，只有内在健康了才是根本。通过这个阶段的运动，自己琢磨，发现心

117

急是没用了，运动也是一种享受，每次出了汗就觉得很舒服。现在我每天早晨喝两碗热粥，慢慢喝，喝完之后，后背、脚底热乎乎的，浑身暖和，另外多晒晒太阳，确实舒服。

现在的不足是：经过锻炼，膝盖处出汗了，小腿发热了，但是不出汗，大腿、臀部还是冷的，很难出汗。我再加强点强度试试，慢慢摸索……

【点评】

您想过银屑病是怎么形成的吗？您知道出汗要出到"快出不出"就好吗？您运动是否也觉得累？您写过"健康日记"吗？您对于治疗有真实的信心吗？

精神上的压力没有那么大了

张老师：你好！我现在睡眠和精神挺好的，可能是因为最近工作比较忙，再加上穿长袖的原因吧，精神上的压力没有那么大了。

因为最近阴天和下雨天比较多，所以运动上走步较前段时间少了些，早晚还是在家中跳绳，看了您的书，特别是前面写的关于出汗的情况，所以跳的时候也特别注意不剧烈运动，有汗时降低运动强度，保持一种微汗的状态。

皮损方面是胳膊上特别是右胳膊小臂上的皮损几乎已经平了，颜色也和正常的皮肤差不多，左胳膊小臂上的皮损也薄了，颜色也淡了不少，腿上的皮损现在感觉颜色淡了不少，别的还没有明显的变化。看胳膊上的皮损能在短短时间内取得这样的效果，这也是最近精神压力小的一个主要原因，非常感谢您，遇到您真是太幸运了。真希望您的方法可以早日在全国推广，让患者少走弯路，早日解除痛楚，这样广大患者就有福了。

……

【点评】

您还在剧烈运动吗？您还在增加着自己的精神压力吗？

那时的我们，不懂得怎样呵护孩子

作为一名银屑病患儿的父亲，我从最初的担心害怕中慢慢解脱出来。

孩子得银屑病可能像您说的那样，追溯到孩子幼时反复的扁桃体发炎、上呼吸道感染及经常发热，直接原因就是水痘没有正确治疗。

那时的我们，不懂该怎样正确地给孩子处理这些问题。一感冒发热、上呼吸道感染就是打针输液。有时候输液一输就是几天，最长的一次输了半个月。

【点评】

病是你之前生活的一个小结。只有了解了病的来路，才能知道病的去路。发热和扁桃体炎本身就是病的去路，只要表达适当，是应该被鼓励的，而现在很多的医生不懂这些，阻断了病的去路，于是病越来越深、越来越重。

孩子今年 10 岁了，今年春节前起了水痘。当时就在本地门诊抓了点药，孩子伴有发热，也一并用药物退热。后来感觉孩子的痘痘基本下去了，感觉快好了就没再管。10 多天后给孩子换衣服时，孩子身上的疙瘩让我顿时惊住了。原本起过水痘的疙瘩上都有厚厚的一层皮屑包裹。患过银屑病的我，当时就看出，孩子这是患的银屑病。

随后第 2 天，我便带孩子到我们邻近市里的皮肤科去看。孩子被确诊为银屑病。

当时开了消银颗粒和外抹的金钮尔。因为我对银屑病了解一点，虽然买了金钮尔，但只给孩子抹了 2 次就没再抹。因为金钮尔是强效激素。消银颗粒大概吃了 10 多天，但孩子一点好转迹象都没有。想到大夫居然给初发病的孩子开激素药，他的治疗让我产生了质疑，便把消银颗粒也给孩子停了。

【点评】

药物本没有错，激素用得恰当也是很好的药物，如果有错，是错在用药的时机和度把握得不够好，错在医，不在药。

我想起了自己前年初发银屑病时看过的一个诊所，是私人的。他那看皮肤病的人不少。便带孩子过去就诊。他给我们开了一些打点滴的抗过敏及维生素、钙类和下火的液体，还有一些外抹的自制药膏。液体在了解安全后，给孩子输了10多天，但药膏我没敢给孩子抹，因为是自制的，我不敢随便给孩子用，过了差不多20天，虽有一点好转的迹象，但这种输液体的方式还是不怎么让我信服。而且若是只靠输液，身体怎么能够吃得消。

【点评】

好细心的家长！一些诊所的不知名的药物是不能用的，即使是知道名称和成分的药物使用也需要明理。

我给孩子停了所有的药物。开始请我搜索好的中医大夫和中医治疗方案治疗。

【点评】

正确的选择。"不药胜中医"，就是说，不用药相当于一个中等水平的医生在给你治疗。

这期间，孩子的银屑病多少让我放下点心。因为有那么一二个小疙瘩看着平了。

但我在想，不能给孩子放弃治疗。虽然孩子现在有点好转的迹象，也不能就只靠自己自愈。因为孩子的病因还没有找出，到底是为什么发作的银屑病，又该怎样治疗和巩固才可以降低孩子的发病率。就这样在网上一直的搜索，加了好多 QQ 群找人去探讨，寻医问药。

【点评】

见病知源，才可能让病不再犯。这是比"有病不治常得中医"更积极的态度，值得提倡。

开始想去北京中医医院或者上海华山医院和上海瑞金医院。但又听好多的群友说那些知名的大医院也不是很好。而且比较远且花费较高。后来有人介绍张大夫的视频给我。当时我看了后，感觉真的很有道理，接着又看了张大夫的好多文章。从网上了解张大夫后，第 2 天我便带孩子去了太原。

看到张大夫，有点激动。张大夫看病仔细、认真的态度让我感觉到很欣慰。

随后我们开始按张大夫的方案治疗。从开始的只吃中药到后来的药浴和抹药，让我感觉到了安全、放心。

中药是免煎颗粒，即冲即服，简单方便。药浴有简单的几种药物，浸泡些时间烧开后熬会就可以用。外抹的药婴儿都可以用。

从一开始，我就严格地按照张大夫所嘱咐的内服用药剂量，泡澡药的煎熬和泡时的无感恒温水温，外加全身的润肤抹油，平时饮食的忌物和低强度长时间微汗的锻炼方式。

121

【点评】

综合治疗，不仅仅是用药。因为病是多角度、全方位的，所以治也需要从多角度、全方位来治疗。药物只是帮助你过自己过不了的坎，不是包办代替。

就这样，孩子用张大夫的药到现在差不多 1 个月了……不仅银屑病在慢慢地好，孩子的鼻炎在用药期间痊愈了，大便很通畅，而且感觉孩子的食欲和饭量慢慢在增长。这让我看到了很大的希望，也坚信孩子过不了多久身体会慢慢地调理正常，银屑病也会好得一点不剩。

【点评】

以健康为目标治疗，身体应该全方位地变好，简单讲要看精神好不好？出汗匀不匀？最后才看皮损薄不薄？

银屑病并不可怕，就是怕得银屑病的人去怕它。一旦这样，好多患者都会急着去找大夫。而现在的大夫，能真正懂得和用心看这个病的真的很少很少。

在这里，作为同是银屑病患者的我，奉劝大家一句。切不可病急乱投医、滥用药。更不要想着短时间就把银屑病看好。因为这是由内而外延伸到皮肤的病，若想真正看好银屑病，让它不复发，最最重要的就是诊治其根源。由里到外去调理和医治。我们要做到的是怎样在以人为本、健康的前提下去治疗银屑病，而绝非是怎样快速痊愈和一味地控制银屑病。

【点评】

不要控制，要痊愈，要健康。

虽然不知道张大夫是不是可以把每位银屑病患者都医好。但孩子和我都是您诊治不久后痊愈的患者之一。当初我挂孩子和我两个号去找您，您只选择了给孩子医治。说孩子好得差不多，我也就差不多好了。确实，孩子一天天地在痊愈，我也逐步地在恢复。头和脸满满的皮损基本都下去了，遍布全身的小点点疙瘩摸着也平了很多。我想这就是您所说的情绪作用吧。望所有的银屑病患者能够认知到银屑病，安全正确地去治疗银屑病。

【点评】

治好孩子，父亲会好一多半。情绪和心理的作用对于本病的影响有多大，于此可见一斑。

病情当时能好转，为什么一停药就反复

我得牛皮癣10多年了，光疗、中药、西药、民间偏方用了无数，病情当时能好转些，但一停药就反复，并且越来越厉害。每个医生都不让吃发物，更不能喝酒。这样不仅病情没能控制住，身体反而越来越差，感冒成了家常便饭。2年前找到张大夫，张大夫仔细给我讲了此病的病因病机，并且针对我的身体状况及脉象、舌象拟定了治疗方案，就是"药疗＋食疗＋运动"。什么辣椒、牛肉、海鲜、白酒、羊肉等发物都可以吃，这些我以前连想都不敢想。再加上坚持适量的运动、均衡的出汗，2年多下来，身上大片的癣块都消失了，只剩下星星点点的小疹子了，并且身体状况好多了，也比以前胖了。这种"变个方向治疗牛皮癣"使我受益匪浅。在这里我把自己的看病经验和大家一起分享，愿和我一样烦恼的朋友早日康复！顺便说一下，我也是学中医的，张大夫和蔼可亲，医术高超，不仅治疗了我多年顽疾，而且他毫无保留的传授了我好多有益的医学知识……

【点评】

发物，是银屑病治疗的"质检仪"。不能吃发物的治疗，最多是半成品，或者说在治疗方向上发生了根本性的错误。

见到张大夫，希望就转为信心

我是今年春节前带女儿到山西省中西医结合医院名中医工作室找张大夫看病的。在此之前，找过不少医生，到过许多地方，但孩子的病情从没见好转，皮损也越来越多。我一知半解地理解了张大夫的"广汗法"后，心中又燃起希望。见到张大夫，希望就转为了信心……有一次，一个孩子的妈妈对张大夫开的一味外用药有点顾虑，忐忑地跟张大夫说了，张大夫不但没有丝毫不满，反而深入浅出地给我们做了详细解释，并且另外给了一个建议……我没有在这里说明张大夫的医术如何，因为我不懂医术，但我看到了孩子身上的皮损越来越少以至于无，许多因病情而产生的疑虑也没有了。根据张大夫的理论，我想我的孩子的治疗正处于"复正"的末尾阶段，想到纠缠孩子的病魔将一去不复返，我的心中对张大夫充满了感激。在这里，还想对广大病友说一声，一定要看张大夫的著作……

【点评】

验证一个医生是不是很好，不是看他有多少病人，或者多大名声，而是看他能不能深入浅出地把道理说清、说通。

创造一片乐土，自己不再歧视自己，治愈便不再遥遥无期

女儿在去年元旦前后，反复感冒、扁桃体发炎，每次感冒后都得输液 5 天。后来感冒好了，但上身却起来很多小红疙瘩（女儿平时容易皮肤过敏），这几天刚吃过虾，我们认为是皮肤过敏也没去看，没想到第 2 天腿上也有了。于是我们就到市里的大医院去看，确诊为银屑病，开了复方氨肽素片服用，并配合光疗。当时我还不知道银屑病就是平时所说的可怕的牛皮癣。回来后通过上网查阅得知后，吓得我半死，我都觉得天要塌下来，但又不能和别人交流，平时对这种病人都很歧视，都说会传染。

作为一个母亲，我不能眼睁睁看着孩子受这种折磨。我继续从网上搜索，终于有一天孩子的爸爸找到张英栋大夫的一篇文章，又找到张大夫的博客。我们终于看到了希望，这种病并不可怕，孩子有救了。通过博客留言与张大夫交流后，我们停止了药物、光疗（只做了 2 次光疗），坚持每

周泡澡 1 次（用花椒、白菊花煮水，也用过麻黄汤），配合抹橄榄油；每天坚持锻炼，做到微汗；穿棉衣棉裤，饮食上也从不忌口。几周后发现上身因活动出汗皮损好多了，下身尤其小腿不出汗，皮损依然很多。于是我跑遍了当地的书店找张大夫的书《银屑病经方治疗心法》，通过阅读张大夫的文章我知道，心情不好病情也会加重……虽然没吃过药，也没亲眼见过张大夫，但在张大夫的指导下孩子的病已好了大半。

现在只小腿内侧有密密麻麻小疙瘩，虽坚持泡腿，但效果不明显。从得病以来，孩子吃饭胃口一直不好、饭量较小，而且很容易感冒，往往都是先上火、咽喉痛，接着就是感冒，流鼻涕、打喷嚏、流眼泪，都得吃几天的药才好，但感冒后银屑病并没加重。另外，月经也不正常，孩子的抵抗力比以前差了，所以想等放暑假后去太原找张大夫，可否用中药调一调，孩子也希望能早一天见到可敬的张大夫。是您挽救了孩子……

【点评】

找到一种好的方法、一些好的医生让你依靠，这对于患者是一件很放心的事情。心能放下，病便不那么恐怖了。

汗，让我不再盲目

我得病 11 年了，期间大大小小的医院看了无数，最后都得面对复发的残酷现实，后经朋友介绍，认识了张大夫，我自己也上网查了，看了大家的看病经验，真心觉得春天来了。

作为一个女孩子得这种病，真的有点生不如死，对象也不能找，家里跟着着急，以前都没心思相亲，现在看到自己病情的转变，我对自己说，今年安心看病，明年好好找个男朋友。

现在已经治了 2 个疗程了，病变处在变薄，以前也没细细观察自己的出汗处，自从听了大夫的出汗法，我开始观察自己的出汗地方……

起码，现在我知道，我不是盲目地在看病，看到去张大夫那里看病的好多病友，感觉大家精神状态都很好的，起码大家是很信任大夫的，坚信大夫能把大家治好。

......

【点评】

有很多患友认为，1个疗程是1周，这个是大大的误解。因人因病疗程安排是不同的，如发热的疗程是以小时或半天来计的；银屑病一般是以1个月为1个疗程；而白癜风一般是以1年为1个疗程的。

谁说银屑病患者必须戒辣椒，戒羊肉，戒酒啊

谁说银屑病患者必须戒辣椒，戒羊肉，戒酒啊？

这都是庸医的误导。

本人在张大夫这里就诊，大夫说这些所谓的发物其实对于治疗是有益而无害的，让我尽管吃，起初我还是不敢，因为以前所有的医生都说不能吃，会加重病情，可是听了张大夫的温热治疗方法，我彻底信服了，于是从诊室出来我就喝上了温酒。而且每天坚持喝酒，喝完之后没有丝毫的不舒服，而是感觉很舒服，我现在的情况正在一点一点地好转，我相信坚持治疗一定会彻底康复的。

所以，本人将自己的经验分享给广大病友，希望对大家会有帮助，切记喝完酒一定要让自己出汗，并且在日常生活中要多注意锻炼身体，让自己的身体长期处于温热的状态，这样你就离治疗成功不远了，更多经验我还会继续分享，希望大家都能早日康复。

......

【点评】

不是所有患者，任何情况都要喝酒、吃发物的。我们只是在合适的时间、合适的时机、针对合适的人，才建议其吃温热的羊肉汤、喝温酒的。盲目地忌发物是缺乏独立思考，而盲目地鼓励吃发物是莽撞、一根筋。

小儿银屑病可以速愈

我儿子在冬天得了扁桃体炎，反反复复几次未能康复，输液几天后，全身起了紫红色的小斑点，刚开始我以为是药物过敏，没太在意，就在当地医院找医生看了一下，他们说是由于免疫力下降，发病毒性的疙瘩，吃了点增强免疫力的药，过了半个多月斑点基本上没有了，留下的就结成块状啦，刚开始不是什么大问题。直到 2013 年 5 月当地医生说是牛皮癣，赶快去大医院看看吧。我问他们会留下疤痕吗？他们说能控制住就算好的了。因为我儿子当时脸上、胳膊上、腿上都有啦，可把我吓坏了，朋友们都说牛皮癣很难治，根本除不了根。我回家后就上网咨询，各所医院都说自己医院好，该怎么办呢？后来经太原的朋友介绍，说他们师叔张大夫是专门看这个病的。其实当时也是抱着试试看的态度去的，因为病急乱求医嘛。第 2 天就来到了山西省中西医结合医院名中医室找到了张大夫，看到诊室里面人很多，全国各地的患者都有，听了张大夫对牛皮癣的前因后果分析和与众不同的见解后，最起码自己觉得找对了医生，我儿子的这个病有救了，于是就接受了张大夫的治疗。刚开始每天中成药加中药泡澡再抹外用药。3 天求医 1 次，张大夫很热心，随时观察病情，随着病人的病情换药，加药或者减药。等到病情稳住后，就是 1 周求医 1 次。张大夫最与其他医生不同的亮点就是不忌口，其他医生都不让吃发物，而张大夫就是让大量吃发物，把体内所有的病原全发出来，这样才能根治，也就是所说的出尽发尽。唯一忌口的就是生冷。这 2 个多月以来，我就按张大夫的嘱咐，丝毫没有松懈，给我儿子医治。最值得庆幸的是就在这短短的时间内，儿子的病好得差不多了，就在 2 个星期前，随着病的好转，张大夫改变了刚开始的治疗方案，孩子的患处全蜕皮了，都平了，现在已经停药 1 个星期。在此我全家由衷地感谢张英栋主任给我们全家带来了希望，也希望所有的牛皮癣患者早日康复……

【点评】

什么叫速愈呢？是几天，一两周，最多是 1 个月。发病越快、越散、越红、越没有经过治疗的越快。用中医的术语讲，叫"阳证容易阴证难"。

离健康越近，离疾病越远；
改变始于一念，坚持方能致远

不记得是怎么的心情，怎样的机缘巧合，进入了张主任的博客，只记得从那一刻起，我就被这位未曾谋面的张主任所吸引，因为在他的字里行间总是透露着别样的从容、自信、兢兢业业、博学、关怀，而我又恰恰在字里行间感受到似乎面前出现了一丝曙光，照耀进我本来幽闭的心灵深处……

……

温暖的寒暄后，我不禁仔细地端详起对面这个风度优雅、气宇非凡的男人，一点都不让我感觉陌生和距离，那么的亲切、自然和随和。收到张主任的新书，扉页上写着对我的寄语："离健康越近，离疾病越远；改变始于一念，坚持方能致远。"

大约 2 个小时的聊天，似乎一下子就过去了。更感觉张主任是一个博学多才、通古论今的人，他不仅仅研究中医学，更能从《易经》及中国传统文化中吸收众家所长应用于中医，辨证施治，治病先疗心。张主任一再强调，这个病并不可怕，而且是完全可以治愈的，并且不会遗传，不会传染，一再叮嘱我首先将心理的包袱放下，忘记"它"的存在，学会与"它"和谐相处，慢慢的"它"自然会离开我。

张主任说从健康到疾病之路是一个非常艰辛持久的历程的时候，叮嘱我更应该关心的是过去有哪些不好的生活习惯、饮食习惯、精神因素，因为这些长期的积累才促使我们从健康到了亚健康，从亚健康到了亚疾病，从亚疾病到了疾病。说到这里，我内心十分的酸楚，因为自己何尝不是从过去一个健康快乐的大男孩到现在这样的郁郁寡欢，然而我却一直忽略了这个过程，所以就像张主任说的"治病首先要明白门在哪里，找到了门走进去，坚持方能致远"。这一刻似乎我的心情不再那么焦躁，因为我知道了这个病并不恐怖，而且完全可以治愈，只要我重新拾起对生活的憧憬和希望，重新学会爱惜自己的身体，珍重自己的健康，我就会重新找回健康。

在这里我对张主任说的"四多两温度"记忆犹新。四多指的是：适度多晒、适度多动、适度多穿、适度多吃发物。两温度是：身体的温度和心灵的温度。希望大家都可以依照这个准则去规范自己的生活，获得我们想要的健康。

张主任是一个非常细心的人，每次的问题都会问我懂了没有，并且一再地告诉我，这些是问题的核心和关键。心要先打开，然后学会去接受，再加上合理的治疗方法和手段，就会获得健康。从国家政治到生活琐事，张主任用着我们最能理解的浅显言语传达着疾病的治疗方法，让我感觉到这种知识的厚重，如果不经历世间的风雨锤炼，不经历浩瀚书海的苦读，不经历万千病例的探讨，又哪来的今天如此轻松却字字如金的箴言。

写到这里，我真的感觉很开心，不知道是不是从遇到了张主任开始，我的生活就发生了改变，真是"改变始于一念"。我似乎已经学会了放下这个包袱，再次从镜子里端详自己的身体的时候，觉得那样的美，因为我知道未来的日子，我会和谐地与"它"相处，最后收获我要的健康，我也希望更多的人可以在张主任的书和治疗中得到帮助……拿我对张主任话的理解，在此与您共勉：凡是相信、凡是感恩、凡是向往！

【点评】

想要有好的疗效，需要先成为"合格的患者"，为什么让患友写"健康日记"呢？就是为了让他们变得更合格。什么是"合格的患者"呢？还没有标准的答案，但是能写出以上这篇文字的作者，应该是制定标准时的参考。

银屑病患者三大防骗秘籍

在门诊上，可以见到形形色色的银屑病患者，也可以分享到他们在求治的道路上被骗的经历。思考他们被骗的原因，可以总结为三个方面：一为急；二为不愿明理；三为好奇与幻想。

俗话说：病急乱投医。急了就会乱，乱了就会像没头的苍蝇乱撞，不能排除有很小的几率他会撞到好医生那里，但按目前的医疗市场现状来讲，撞到骗子那里的可能性更大些。小文18岁那年因为宿舍潮湿寒冷，得了银屑病，全身散发。用我的理论来讲就是侵入他身体的寒、湿都被身体逼出了体外，像浮土一样扫到了家门口，治疗应该是帮着人体把浮土扫得更彻底，并且建立起日常清扫的习惯——就是保持正常的排汗机制，这样就可以治好，并且不容易复发。但是小文的母亲太着急了，听说了一个土大夫有治好过牛皮癣的经历，就直接去了，输了不知名的液体，1周左右皮损都蔫了，这就是平常说的"见效"——实质上是把门口的浮土都浇上水扫到了门里，门口看不到了，但是身体里的垃圾是更多了，而不是少了。皮损减轻的代价是人体的整体健康遭到了破坏。1个月左右，皮损基本消退了，留下了头顶和小腿前面的皮损，颜色暗，皮损肥厚——不懂的人看来，似乎是皮损减轻了，而实际上是更顽固了，更难治了，健康状况更差了。与其说是被骗，不如说是找骗。最初的胡乱治疗和小文母亲反复"病急乱投医"的努力，让小文经过了7年不间断的乱治，找到我后，经过7个多月的治疗，身体逐渐变好，应该说我给他治的不是他的病，而是别的治疗留给他身体的混乱。对于初发的急性期、点滴状银屑病，我的治疗很少超过4周的，而小文至今已经治疗了将近8年。自己找骗的代价何其大！

病急乱投医，你能找到的骗子，有几个特征：①用药不知名，自己开业，或承包小医院的科室；②用药后可以快速让皮损减轻；③有治"好"过牛皮癣的经历。

我可以给出的防骗秘籍第一条是：不要用不规范的、"无名"的药物。

大道至简。得病的道理，治病的道理，并不那么复杂。只要你愿意，总能找到告诉你真道理的医生。而懂得道理和不懂道理，恰恰是区别真医生和骗子的关键。医生更多讲的是道理，骗子更多吹嘘的是"疗效"。这里我可以给大家两个学习道理获得好的回报的例子。两个患者都是外省的，一个是我在北京做学术交流的时候认识的，是个小大夫，他母亲患银屑病 30 年，被人治疗屡屡败北，他开始用我书中的方法治疗，半年后告诉我，他母亲经他用温通发散的方法治好了，欣喜之情溢于言表。还有一个是东北的一个患儿的母亲，自从孩子得银屑病后，就积极地探求此病的道理，在学习我的书和文章的同时，还在牛皮癣吧里传播我的学术思想，我是后来偶尔上网时发现她在吧里发的帖子才知道的。在我的理论的指导下和妈妈的学习中，患儿获得了很好的治疗效果。很多患者认为道理不是自己可以理解的。牛皮癣，连国外的权威都说原因不明，自己能了解吗？问题是，如果原因不明，治疗的方法和药物能可靠吗？不知道道理，治疗就等于是在乱碰。经过反复的医疗实践和理论探讨，我认为，此病是病因清晰、有系统而有效的治法的（详见 2012 年 4 月 4 日《中国中医药报》学术版头条发表的《从中医学角度看根治银屑病》）。患者不太容易明白如何用药，但是得病的道理、治疗的大方向和自己如何配合是完全可以了解，并且如果想治好必须要了解的。如果医生拒绝告诉你这个病的道理，或者说机理不清的话，他的治疗就是在拿你当试验品，希望能"瞎猫碰上死耗子"；而如果你自己拒绝知道机理，拒绝配合医生的系统治疗，只能说明你对于自己的身体不负责任，无数的久治不愈、到处乱碰、极易受骗的"先辈"就是你的"榜样"。你是愿意被骗、被愚弄，还是希望可以捍卫维护自己健康的权力，全在于你自己是否愿意学习、明白、体悟其中的道理。

被骗的不愿明理的患者多数不是在急性期了。这类患者懒得去思考疾病的道理，而正是这个"懒"字害了他，而骗子的承诺会适时地吸引他——比如先治疗、有效再付款，你给他地址，他就敢给你寄药，吃完第

1个月往往有效，付款后，再吃1个月，效果就会变差。最要命的是，不能停药，一停药，病就会更严重地发作。不愿明理的患者可能会坚信那些夺走他们健康的"药"。

防骗秘籍第二条：不见面，不看病，只要是这个病就敢给你寄的药千万别吃。要多想道理，别光看"疗效"。

越清晰的地方，阳光越多的地方，越少奇妙和幻觉。于是很多骗子会制造很多你不会明白的术语和字母，什么"国际""祖传"多不可信。在当今信息如此发达的情形下，突然能冒出一些奇迹的几率是很小的。很难想象，一些卖力地打广告的不规范机构，能拥有比正规大医院更多的技术优势。那些优势都是吹出来的，骗人的。如何能吸引久治不愈患者的好奇是他们最为用心的，骗子的伎俩就是编造出奇的"疗效"和肥皂泡一样的描述。对于新名词和字母不可一棒子打死，比如我在专著中给出了"四多两温度""广汗法"等新名词，我也提出过"最健康、最简单、最经典"的"3G疗法"，但这些的目的是为了让患者更容易明白、更容易记住，而不是为了让患者不明白。可以说越故弄玄虚、越不愿意让你明白的方法或药物，你越不应该去尝试。小芹，家中有医学背景，自己家人给其治疗不得法后，开始尝试各种新奇的治疗方法，在某广告打得很响的私人医院做过光疗，外省的一些旁门左道的治疗，他也曾住在那里治疗过8个月。治疗8年后，偶然的机会找到了我，集中治疗3个月，精神、出汗、皮损均有好转，1年后汇报，不仅皮损治愈，而且身体的一些宿疾都得到了改善，健康水平大大提高。

喜欢好奇与幻想的患者，多数是久治不愈的患者。他们在幻想着有朝一日，一种神奇的方法或药物从天而降，来拯救他。但学术是渐进的，透明的，理性的，像武侠小说一样的童话在现实中太难上演了。

防骗秘籍第三条是：多想道理少好奇。幻想有一天一种方法或药物可以从天而降，治愈自己的顽疾是不现实的，是在找骗。一些拒绝你了解的方法或药物，其描述大大超越了名医和大医院的水平，但是出自小医院、小诊所、小医生的时候，你要小心。

基于以上的分析，我可以给大家一些建议：①要理性——大道至简，得病之理、愈病之理，没有那么复杂，谁都可以明白的；②要耐心——任

132

何顽疾的治疗、治愈的过程不可能是一蹴而就的，任何理性的方法都需要脚踏实地、一步一步来；③要安全——以健康为目标而不是以皮损消失为治疗目标是安全的、长效的、对于人体有利的，反之则是短视的、有害健康的、饮鸩止渴的方法。

对于银屑病，专家的共识是"与其乱治不如不治"。只有放弃不切实际的幻想，"理性求医、知识治疗"，你才可能对于骗子具有免疫力。你不找骗，骗子就会少一个市场；大家都不找骗，骗子就会饿死。明天会更好，但是前提是大家自身的觉醒：要明白没有一种方法、药物可以包治百病，而成熟的理论却可以做到因人而异、帮助每一个人找回健康……

"梅花鹿"和"佛教徒"

——安顿好你的心神

有一类牛皮癣是要用心去治疗的。

耐心、信心、同情心、平常心……如果没有这些便不会与面前的两位美女成为朋友。

人是这个世界的过客，过客与过客之间如果可以相遇，如果在生命中的某一段可以发生一些互相帮助的事情，那便是我们通常说的缘分。

举起一杯温过的48°汾酒，碰一下，喝下去，谈话的气氛便变得放松下来。没有这样放松的气氛，我便不可能知道"梅花鹿"的事情。

医生经常会犯居功的错误，就是把治疗的成功归于自己的用药如神，自己的方法独特，自己的指导到位。没有在轻松的氛围中与患者朋友交谈的机会，没有自我反省的想法，我们便会一直自以为是地居功下去。

而我恰恰有这样自省的机会。

"梅花鹿"与我结缘是1年半前，由于"婆婆媳妇小姑子"之类的家长里短的事情，当时情绪很压抑。每次自己驾车两三个小时去找我看病，还得带着 3 岁的女儿。现在回头来说，她说每次都去得很辛苦，每次都在想什么时候就可以不跑了。那个时候我这个医生一定是个"鸡肋"，不去看吧，怕加重，去看吧，皮损又不是变化很快，与自己的心理预期有落差。

那个时候，从不太内行的医生和患者自己来看，牛皮癣的皮损不重。淡淡的，散落在胳膊上和腿上，不红，也不太痒。但是舌质很淡，典型的细弦脉，10 多年的便秘病史，这些体现出来的是没有力量的身体免疫系统，无法把体内的"邪"更快、更有力地"逼"出来。所以我把这种类型的银屑病归为"三阴病"，注定不会很快痊愈。

在之后的一次北京的专业会议上，我明确提出：起病缓慢、皮损局限、颜色淡而较厚的病，就是平常医生归类为慢性期、静止期的皮损，都属于"阴证"，属于较难治疗的，不会很快变化。而与之相反，急性期、进行期的皮损快、散、颜色红，是"阳证"，可以很快治好。说到这里，我们便可以对于目前的治疗多数认为把急性期、进行期治成慢性期、静止期是治疗的成功提出怀疑了。

用家门口垃圾的比喻，可以更形象地说明这个问题。门口有很多散的浮土，是急性期，容易去掉，这个时候如果把握好方向，把浮土快点清理掉，是很容易、简单的事情。而错误的治疗很多会在浮土上浇点水，从门口扫到家里，一不会看到扬尘，二也达到看不到门口的垃圾的效果。但是身体有自洁的机能，身体里面的垃圾还会往外逼，只是这次远没有上次的顺畅了，因为原来是浮土，用过清热解毒药和消炎药后，浮土变成了泥，泥就难往外逼了，出来的也是很局限的小泥巴——特征是比尘土的块要大了，厚了，从治疗角度讲是难治了。

急性期的皮损可以少考虑心理的问题。但是，慢性期、静止期的皮损，特别是看起来起得特别没劲的，心理的影响会很大。皮损和心理会恶性循环着，互相促进。皮损越不动，心里越着急，情绪越坏；而越是着急，心里憋着的火越大，皮损越不容易通。

当时"梅花鹿"的皮损和心理就是这样恶性循环着。

治疗 3 个月起到的作用是她对这个病不怕了，睡觉和情绪要好些，皮损开始减退。而真正的转机是在停药后。

治疗 3 个月后停药，她去了北京，开始了一段暗合了治疗规律的很好的生活治疗。

从她的讲述中，我整理出了三点：①规律而安排紧凑的生活让她顾不上想这个病（同时远离了日常家庭摩擦的困扰）；②她住的朋友家里去年很暖和，并且她还穿了较厚的家居衣服；③由于要照顾小孩子，所以她会经常保持运动。

病就是身体的健康被打了一个结，有时候有意地去解这个结，会越解越烦、越急，结越难解。而无心插柳地改变了生活，放松后的生活慢慢地让那个结松下来，反而可以不解自开。当然正确的方向是趋向健康的前提。身体状况是不会不动的，要不向健康转变，要不向疾病靠拢，原来的生活已经把你带向疾病，如果不改变，想要离开疾病，是不可能的。

好了，已经讲了这么多，还没有揭开"梅花鹿"的谜底。为什么我会称之为"梅花鹿"呢？

晶莹的酒倒在小杯子里，摸起来温热温热的，碰一下，喝下去，通过口、舌、喉咙、胃……然后扩散到四肢百骸。在身上暖洋洋的感觉中，听到了那样的话，让我不禁觉得感动。

135

"老公说，身上长点那也没啥，看起来就像梅花鹿，还挺好看的……"

她的心是放松的，不经意间平淡地露出了幸福，让我对于幸福的观点再次深化，身体的健康恢复需要以心理的健康恢复为前提。

身体的健康出现一些不致命的小问题，是上天给你善意的提醒，是对你之前生活状态的一个小结。不要辜负上苍的好意，忘却疾病，关注幸福，关注健康。不经意间，你靠近了健康，也就与疾病告别了。如果一直这样，你就和疾病永别了。

"梅花鹿"的称呼是心理强大的一种表现，是对生命无常、世间万象的一种包容。换个想法去看，银屑病有那么不美吗？当你能平静地面对它的时候，离它成为你生命中一段有趣记忆的时候就不远了。

我与两位美女的午宴，是在古色古香的一个店里进行的，于是我们谈到了"煮酒论英雄"和"温酒斩华雄"，谈到了温酒，尝到了温酒，温酒里有生活暖暖的滋味，而生活中却不总是暖暖的。

生活中不如意事十有八九，于是有了"常想一二"的说法。

生活中有太多的不如意来历练我们，我们逃避吗？无处可逃。"躲进深山不解脱""在生活中解脱，在解脱中生活"。

谈到解脱，就会想到佛教，自然可以谈到我要告诉大家的"佛教徒"。

一切无常。是要告诉我们什么？是放下执著吗？对于逝去的执著要放下，对于疾病的执著要放下，对于把一切的不快乐都归于疾病的执著要放下，对于把一切的不快乐都归于某一事、某一物的执著要放下。生活是一条平静流淌的河，你喜，它流，你悲，它流······生活最具有佛相，容难容之事，不喜，不悲，不怒，不惧······我们是生活的一部分，生活得安然、悠然、欣然、坦然，也许就不枉此生。

如果执著于某一种幻相，执著到故意不走出来。是不是可以让旁人联想到"做作"这个词呢？

我称呼她为"佛教徒"。没有一丝一毫地揶揄在里头。

她有着常人所不具备的偏执。对于这点有深刻的体会，是源于夏天一次看病时她的表述。

"夏天，穿着长衣长裤，在公园里狂奔一个多小时。我自己都对自己很佩服了······"

无论她是否佩服自己，我都必须"无情"地告诉她，她那种运动的方式是错的。

我们运动是为了自己的健康。

不是要感动谁，既不是要感动别人，也不是要感动自己。

运动，是要和缓地、从容地享受回到健康的过程。这个过程中，我们感受着每一个无汗的地方开始变得微汗；感受着每一个冰冷、不通的身体部位变得暖和；感受着从对于健康懵懂无知到有了切身体会；感受着从对于汗没有感觉到珍惜甚至感激正常的出汗。

她有着无私地爱她的母亲，在她出国的时候逝去了，于是她把自己埋进了这个事件，从此不出来，并且把她佛家的老师称作"妈"······

她报了心理咨询师的课程，并且一定要在 2013 年有一个结果······

她小腿和脚都是凉的，却想超越这个过程，直接得到牛皮癣治愈的结果······

　　她从知识上已经了解了皮损情况的阶段变化，但还是会不断地问再过1个月能好吗这样的问题……

　　她每周一次从北京坐动车来看病，有一次动车停了，而高铁还未运营，买不到坐票，站着十几个小时来，再站着十几个小时回北京，这个事情她不断地告诉别人……

　　我有个疑问，她是否一直在表演着"执著"？表演给别人还是自己看呢？

　　执著是对的，但过于执著便不对了。

　　订立目标是对的，但过于强调目标就有问题。

　　我们是自己活着，而不是给自己活着。

　　拜佛似乎是给自己一个交代，给自己一个依赖。

　　"心中有佛何须拜"，我曾经写过这样的句子。

　　不是我反对拜佛。而是我想知道我们为什么拜佛。

　　"放下屠刀立地成佛"，刽子手都可以是佛，我们就不可以是吗？

　　如果是演给自己看的话，我们会离自己越来越远。拜佛是为了让我们看清自己本身的佛性，而不是让我们离自己的本性越来越远。

　　晶莹的酒在透明的酒杯中静静地看着我们。

　　据考证，这样的白酒是在元朝以后才出现的，而《伤寒论》中用的酒、刘备和曹操煮的酒、关云长斩华雄后喝的酒、武松打虎之前喝醉的酒，都不是它。

　　但现在，就是它在这里静静地看着我们。而我提倡的适当饮用温酒可以帮助银屑病的治疗，说的也正是它。你可以说它的故事，你可以说它的传说，你可以借着它发狂，你可以饮着它抽泣……无论你怎样，它还是它，它就是它，它只是它。

　　它就在当下，透明地、坦然地存在着……

　　"梅花鹿"和"佛教徒"也许是都和北京有渊源的关系吧，在候诊的时候成了朋友。在一个暖暖的冬日中午，我们在一起喝了几杯暖暖的酒。让我对于人的病、对于病的人有了更深入的思考。

　　对于"梅花鹿"，皮损已经不是她的问题，现在我要面对的是解决她

137

10 多年的顽固性便秘的问题；对于"佛教徒"，她的心结远远要比身体的问题重要得多，首先可以尝试着帮她把病放下，明年出国的时候让她先试着停药。

医生和病人，是战友。

共同的目的是调动人体的"气"和"神"。

药物和方法的治疗更多的作用在"气"上，如补气、理气、调气、行气等。

而对于"神"的治疗，主要从心着手。

认识这个病，相信有一种方法可以根治这个病，在她们气馁的时候给她们鼓励和安慰……这些都是"心疗"的内容。但是目前的治疗方式并不适合开展这样的治疗，于是我们（医生们和患者们）有必要努力地建立起诸如"银屑病互助集训营""银屑病健康俱乐部""牛皮癣恒温治疗吧"这样的半公益机构，努力在当下，而长久地"利人利己"。

在《内经》时代，已经对"神"有了足够的重视。"……功不立者何……神不使也"。翻译成现代语言为：为什么使用了正确的治疗手段还是不能成功呢？答案是"神不使"。明代张景岳从反面解释"神不使"曰："攻邪在乎针药，行药在乎神气。故施治于外，则神应于中……是其神之可使也。"反过来说，施治于外，"神"不做内应或者说治疗得不到"神"的支持，是为"神不使"。

可见"神"的重要性，先安顿好自己的心神，再在正确的方向上努力，治愈不是不可能的，根治应该是可以做到的，健康就是我们的终点。

苏嘉系列小故事

引子：

苏嘉踏上了开往北方的列车。

此行的目的很简单，就是要亲眼看看。毕竟中国有一句老话说"纸上得来终觉浅，绝知此事要躬行"，她把张医生的书和网页上的内容都看过了。但总觉有些模糊，隔那么一层。自己究竟该怎么做呢？张医生书上说，患者是治疗的主体，还说"四多两温度"，还说病人要自己努力，然后再吃药，可具体是怎样的呢？

"或许就像学生一样，除了预习，还得听课吧……"胡思乱想中，她睡着了。

她梦见自己变成了医术高明的医者，很轻松地解除了很多病人的疾苦。可还没等到自己从成就中醒来，自己又成了他们当中的一员。无措间，她看到春姑娘，衣袂飘飘，步态盈盈，"若是能靠近她，或许我可以快乐点"。想着想着，她便起身向春姑娘走去，近了，又近了，突然间，春姑娘消失了。"怎么会这样，我这个样子将她吓着了么？""咦，我怎么成了春姑娘，我的鳞片呢？""海公主呢，海公主又去哪里了？"好乱……转着转着，她醒了。

伴随她醒来的，是北方寒冷的曙光，她打了一个寒战，伸了个懒腰，下了车，循着查好的路线，很快就找到了张医生所在的医院。

一条保暖裤"两用"

安排了住处，洗漱过后匆匆吃了点早点（早点吃的是猪肉大葱的包子，后来才知道她不该吃，此是后话，暂且不表）。8点整，她来到了医院。

门口已有不少来自天南地北的患者，他们三三两两地交谈着，看起来有的是初来乍到正向看病前辈"取经"的，有的则是"常客"在相互闲聊着……然而，这些都不是重点。让苏嘉诧异的是在很多医生那里病人是紧张烦躁的，为什么张医生诊室外一派祥和呢？在好奇心驱使下，她踱进了诊室。

没错，就是他！虽说苏嘉曾在网上看过张医生的讲座视频，讲冰、油炸元宵、门口的垃圾往外扫等，她都很有印象。可视频里的人真实地出现在她眼前，还是有几分激动的。

正在接受诊治的是一个小姑娘，十四五岁的样子，脸上红扑扑的，她妈妈正在卷起她的袖子，露出了紧紧束在胳膊肘上下的几层黑丝袜的"保暖组合"。

"大家都注意一下啊，这个小姑娘这样保暖对不对啊？"张医生突然提高了声音，看来这是针对大家共性的问题。

接下来他自问自答："保暖是对的。但是，这么紧就不合适了。我们经常说银屑病的根本原因是不通，这么紧会导致通还是不通呢？"虽然是问句，但诊室里的人都不回答，只是若有所悟地点着头，看起来都是"老学生"了。

"我给大家分享一下昨天下午一个老乡的保暖经验吧。买一条或者找一条好的保暖裤，把裤腿裁成两段，小腿那段套肘部，大腿那段套小腿和脚踝。肘部、小腿前面、脚踝不容易出汗是个共性的问题，大家要注意。"看看周围，诊室里患者的脸上都洋溢着喜悦。"如获至宝"！

张医生完成了他的"即兴讲座"，低头继续双手诊脉。可以看出他一直在努力帮助他人，在付出知识、分享技巧的同时，自己也享受到了快乐。

这时候，苏嘉没忍住把心里想的话说了出来，然而一瞬间，她后悔了——今天没有打算看病，没有挂号，只是为了"暗访"，怎么就轻易地暴露了？

"在您的书里面，还有好大夫在线，怎么没有这个办法呢？"

张医生抬头，打量了一下苏嘉。苏嘉自认为声音是甜美的，南方女子的声音里有着不容易模仿的婉转。

"那本书的内容是 2012 年前的，主要讲思路，是给医生看的，患者要看直接看第二部分。能看懂的，可以把第一部分的第一篇也看看。好大夫在线的内容是 2012 年后的，有一些实用的方法，可刚才讲的是昨天新的发现。对于解决这个病的技巧、细节及相关新器械的开发是会一直完善下去的，这就是为什么大家不仅要看文章，还得找大夫，还得自己动脑筋的原因。"

原来如此。

推"冰"可不使蛮力

经过上次的事后，苏嘉想，以后不能再如此冒失了，要少说、多看、多听、多想。

然而这次，苏嘉几乎又要失态了……

清瘦的年轻人，皮肤黑黑的，带着几分焦急，也有几分期待地坐到了张医生的对面。他头发不多，额头上和面部能看到皮损退去的痕迹，显然是快好了。

"您上次开的方子，加到每天 7 剂我爸就不让吃了。即使是问过您之后，也是按每天 6 剂吃的。"

"有什么情况吗？"

"就是早上起来有点口苦，也不重。其他没有什么。出汗比原来多多了，胳膊、腿上的汗出也很通畅……"

"精神如何？睡觉怎样？吃饭好吗？"

……

听着听着，苏嘉糊涂了：他爸是谁？和张医生认识吗？一天吃几剂药？不是 1 天 1 剂吗？怎么他吃 6 剂、7 剂？别的医生最关心皮损，怎么张医生似乎并不在意？苏嘉忍不住又要问出来了。就在即将要脱口而出的那一刻，她急忙捂着自己的嘴，一边把头深深地埋下以掩饰自己的尴尬。然而好奇心的驱使，使她并不甘心就这样糊里糊涂，于是悄悄地，她斜着身子，慢慢地、一点一点地挤到了能看到张医生电脑屏幕的位置。

屏幕上写着上一诊的方子和用法：

生麻黄 3g，桂枝 3g，细辛 3g，甘草 3g，苦参 3g，大青叶 3g，赤芍 3g，生姜 3 片。

50 剂，只要吃饭、睡觉好，不太上火，逐日加量。

日加 1 剂，浸泡 30 分钟，煎熬 60 分钟。

苏嘉看着，听着，想着……

"你爸是怕细辛吧？"

"是，他不说我不觉得怎样，他一说我就紧张了。"

"细辛怎么了，不能用大量，有毒吗？"苏嘉想。

"细辛有不过钱的说法，但是那是针对吃细辛散剂的。如果是汤剂，没有这种忌讳，关于这点我专门写过文章。况且咱们是 1 剂 1 剂加上来的，进可攻退可守。用中医的理论解释就是：无效则加，中病即止。"

年轻人若有所悟。

141

"那这次继续加吗？"

"我给你调整一下……瘙痒怎么样了？"

"头上没有抹药，明显变薄、不痒了。前面、后面都平了。"说着，青年边用手指着自己的胸和背。

"腿上还有点痒，特别是在晚上，天气热的时候也是……还有，我感觉用同样的药，不管是内服还是外用，对不同部位作用也不一样。"

张医生点点头。

号脉、看舌后，在电脑上输入：

左脉浮滑有力，右脉细、略弱，舌苔薄，舌下淡暗、略瘀、纹理差。

已经不太痒，去苦参、大青叶。加黄芩 2g，大枣 1 枚（脾主四肢）。

生麻黄 3g，桂枝 3g，细辛 3g，甘草 3g，黄芩 2g，大枣 1 枚，赤芍 3g，生姜 3 片。

这次以 5 剂为基础，5、6、5、7、5、8、5、9 这样交替吃，以此类推。

注意暴晒四肢，痒了就喷药，切记不能搔抓。

"就是先吃 5 剂，没有特殊情况第 2 天加为 6 剂。接下来还是吃 5 剂，第 2 天加成 7 剂……"张医生具体解释到。

"为什么要这样呢？"好奇的苏嘉心里又有问题了。

"这就好比要让一块顽固的冰动起来。"张医生似乎能读懂苏嘉的心声："一个劲推是一种办法，但有的时候，推一推，松一松，再推，再松，这样反复加力，对于那些特别厚、特别结实的冰，效果会更好。"

"回去告诉你爸，咱们这样逐渐加量是很安全的，不用担心。"

"他爸是谁呢？怎么总是提到他爸？"苏嘉坐不住了。

"他父亲是我们老家的一个好中医，也有一些外省患者慕名找他看病。小伙子也是中医，得这病 10 多年了。他爸不同意这病能吃羊肉、喝温酒，但是小伙子认同……"

流血，不止

当苏嘉看到张医生电脑屏幕的一句话时，她情不自禁地笑了。原来中医不只有正襟危坐的长胡子老头，也有真实版憨豆先生。忽然间，她对于张医生那里患者的快乐有了了解，在短短的接触中，她几乎忘记了自己的病，只是随着医生去思考生命和健康的秘密。

苏嘉看到的话是"任何不以健康为目的的治疗，都是耍流氓"。

明显是在模仿那个句式，"任何不以结婚为目的谈恋爱，都是耍流氓"。人们用一种揶揄的口气指责这个时代不负责任、只求享乐的社会弊端。

像愚公移山一样，改变一种状况很难，但若有子子孙孙的努力，有上天的帮助，便不是什么难事了。张医生这样讲，或许是在找一种方式引起大家的注意，从而解决问题吧。

看到这句话是在张医生打开的一个病案里，自然而然地苏嘉对这个患者也有了好奇。

这是一个头发蓬乱的中年人，听口音不是当地的。在他的面部有两大片明显的皮损，

"最近有流鼻血吗？"

"没有。"

低缓的声音，猜不透中年人当时的情绪，倒是另一个小男孩轻快的语调让人心情不由明朗起来："叔叔，我上次看了后流了一次就不流了。"

说话间，小男孩不安分地动着，像个调皮的猴子，看得出他心情很好。一个小个子女人，应该是孩子的妈妈，一边往后拉男孩，一边摸着男孩的脖子。她满面笑着，是对男孩的勇敢表现给予表扬吧。只听她说道："每年夏天，孩子经常流鼻血，上次听了您的话后，他又出血时我只用温水帮他洗了洗脸，之后没流多少便止住了。"

侧脸听完男孩母亲的话，张医生半开玩笑地说："不怕了，让它流它就不流了。"

"身体里面出现了问题，它自己就需要找一个方式来表达，用中医话说就是'给邪以出路'，流鼻血就是其中一种方式。我们应该做的，是帮助它、让它顺畅地表达。如果流一次20分钟之内自己止住了，根本不需要管它。"说着，张医生问小男孩："你上次流了多久？""一两分钟吧。"男孩回答。

"大家注意了。"张医生继续说："如果超过20分钟血还没有自己止住，就需要找医院看急诊了。但是一般情况下，这种情况很少见的。"

"身体自己找的'邪路'，一般不要随便去堵。堵了这条路，身体就得找另一条路。你是从什么时候开始经常流鼻血的？"张医生问中年人。

"十六七岁吧。那会儿三天两头地流鼻血，每次还特别多，把衣服被子都给弄脏了。实在没办法就找了我们村一个医生，他让我用3个北瓜蒂、500g红糖熬了一大碗汤喝。那汤特别难喝，我没都喝完，很快血就不流了。"张医生"胸有成竹"地听着，看得出这个故事他已经听过，这是在"复习"。

"后来再也没流过？"

"是。"

"再后来就出牛皮癣，你觉得这两者之间有关系吗？"

"是，后来就出牛皮癣，但究竟是不是有关系我也说不清。"

"这两者是有关系的。你把一条路堵了，身体就需要找另外的方式表达，牛皮癣就是一种表达的方式。出血是急性的，问题不大；牛皮癣是表浅的，影响也不大。但如果都堵了，憋在体内成了癌症，那就坏了！"

似乎张医生的话匣打开了："现在大家认为的好医生，就像治鼻血的这位医生一样。1剂药就把鼻血治好了，神医呐！是神医吗？把小病堵住憋出大病来，这叫什么呢？我不说了……"

苏嘉又想起了刚才的那句话，"任何不以健康为目的的治疗，都是耍流氓"。

苏嘉忽然想到她的弟弟。弟弟经常流鼻血，每次都用凉开水拍，用纸卷堵。原来那样是不对的。"我得赶快把这个道理告诉他，万一憋出什么病来就不好了。"苏嘉想。

她掏出手机，在记事本里输入"流血，不止"。

汗多，止

苏嘉越来越觉得自己不虚此行，当看到张医生在电脑里输入"汗多需止"时，她的这种感觉更加明显了。

自己出汗不好，这次就是冲着张医生"汗"法来的。谈出汗治疗牛皮癣的并不只有张医生一个，比如有的医生说"出大汗好得快、出小汗好得慢、不出汗好不了"云云。她隐约能感觉到这些说法有问题，但又说不上问题在哪里。她想在张医生这里打探一下后再去其他的地方看看，至于为什么先来这里，只因他写过牛皮癣专著，而且网上也没见什么不好的评论。当看到"汗多需止"的时候，她感觉张医生的思考是全面的。

"汗多需止"出现在一个叫"伏牛语录"的文档里，张医生在"汗多需止"后输入两个名字——闫某，李某。大概是为讲课、写文章做准备吧。

张医生打开了闫某的病例文档，看来对面就诊的就是闫某了。

发际很高，宽大的额头，上面渗着汗珠，上身穿着和季节不相称的夹克。袖子挽得很高，能露出胳膊肘来。胳膊肘上有大片散乱排列的小皮损颗粒，胳膊上湿漉漉的。

"上身不要穿这么多，会出痱子的。腿上出汗怎么样？"

"腿上出汗也可以，不算很少，只是没有上半身多。"中年人声音低沉，似乎还有鼻音。

"上面减一件，腿上保持现在的厚薄。你这种出汗叫'无效出汗'，出再多也不能把你手背、肘上的皮损化开。"听到这里，苏嘉注意到男子手背上有几个很厚的皮损疙瘩（疣状银屑病），甚至能看出干燥的皮屑，与其他地方的潮湿形成了鲜明对比。

张医生双手号脉，细致地看舌苔、舌下后，准备开方。

开方前，他又打开了李某的病历文档，苏嘉敏锐地"捕捉"了一些信息：

"皮损局限于头顶7年，平素比别人出汗多""但使阳气内蒸而不骤泄"。

杏仁6g，白蔻仁5g，生薏苡仁15g，厚朴9g，木通3g，滑石15g……21剂。

希望出汗变少……

"什么叫阳气内蒸呢？"苏嘉是学文科的，看了张医生的书后，对于那些久违的古文产生了浓厚的兴趣。所以看到"阳气内蒸"时，忍不住问了出来。

张医生看了她一眼，没有厌烦，反而多了几分赞许。

"阳气内蒸就是让热气在体内来回跑，就像蒸包子时笼屉里的蒸汽一

145

样。但是尽量不让体内的热出来，若热泄了，就没有力量了。只有让热一直在体内才能积聚力量把顽厚的冰化掉，如果出汗过多，能不能持续化冰呢？"

对于张医生"冰"的理论，苏嘉已经多少明白了点。这次面对张医生的反问，她肯定地摇了摇头。

"阳气内蒸而不骤泄就是让热含着，别急着出来，保持温热的状态。我们提到的'微汗''一滴汗出遍全身'都是这个意思。汗多热就散了，人体会受伤，对难化的冰是没有用的。这就叫无效出汗。因而汗出多的患者，一定要帮助他回到微汗。"

明白了，张医生讲的汗是人体一种正常的功能，而不是治疗的手段。只要恢复了人体正常的功能，病就会自然痊愈，这和一味发汗、野蛮大出汗是完全不一样的。

到了这个时候，张医生似乎已经发现了苏嘉来他诊室的意图。不过他并没有反对。

针对闫某的病情，他在电脑里输入：

双手脉缓滑，尺脉不强，舌尖不太红，舌苔薄腻，舌下淡。

上身汗多，局部皮损疣状积聚。纳差，精神尚可，肚子不难受，觉得瘦了点。

阴结旁流？三仁汤？

嘱上身减1件衣服，仍注意四肢保暖、避免受寒。

杏仁 12g	白蔻仁 5g	生薏苡仁 18g	生大黄 3g
元明粉 3g	仙鹤草 30g	生麻黄 3g	麻黄根 9g
生牡蛎 18g	生龙骨 18g	厚朴 6g	滑石 15g

7剂，水煎服。

| 艾叶 30g | 川椒 30g | 元明粉 15g | 滑石 18g |
| 露蜂房 30g | 甘草 20g | | |

5剂，水煎外洗。

知识就是力量

苏嘉觉得自己畅游在知识的海洋里，很充实。张医生和患者的对话及张医生毫无顾忌地展示他治病的全过程，这些在她原来看病的经历中都是没有的。这是张医生和别人不一样的地方，是不是也正因为是这样，张医生才敢说牛皮癣是可以根治的呢？

这次坐在张医生对面的是一位头发浓密的中年男子：国字形的脸上洋溢着笑容，他面色红润，金丝边的眼镜显得整个人都亮堂了起来。胡子也认真打理过，很明显这是一个有修养的人。来的不止他一个人，还有他的妻子。

"请问叫什么？是第一次看吗？"

"张医生您不认识我了？我来过一次，上次我妻子找贾院长看病，顺便提起我的情况。贾院长说让我来找你，肯定没问题。"

"哦，有点印象了。那是什么时候？"

"半年以前，你说让我把原来的药停了，也没给开药。只是让我去买本你的书看看。我看了半年，也换了办公室，天天在锻炼、抹橄榄油……你看上次这里都是裂口、疼得不能下地。"中年男子说着，挽起了裤腿，小腿前面和外侧有长长窄窄的几片皮损，上面还能看到白色的粉末。皮损周围是黑色的印，应该是退下的痕迹。

这时他妻子也插话道："肚子上也好多了，比原来薄了很多，也不裂口了，您看……"

张医生看着，话音里透着高兴。

"最近什么药也没有用吗？"

"是啊，半年了。什么药也没有用，比原来不停地用药效果好得多。"

"那这次来主要想解决什么问题？"

"最近锻炼着、晒着，但变化慢了，所以想喝点药。"

"好，咱们开始用药，但你属于斑块状的，吃药也不会有特别快的效果。你不能着急，得慢慢来。"

男子点点头，从他的漫长治病经历和张医生接诊后半年"不药"的疗效中，他察觉到了这句话的价值。

认真地号脉、看舌、开方，学生抄方。

在学生抄方的同时，张医生自言自语道："一个是泡温泉、看书没有用药自己好的；一个是喝羊汤、喝温酒没有用药自己好的；一个停药后运动

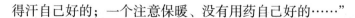

得汗自己好的；一个注意保暖、没有用药自己好的……"

　　之后，略带不可思议地面向中年男子："像你这样属于典型大斑块的银屑病，看书、调整生活习惯、没有用药就好成这样的，还是第一次见，真是了不得！"

　　中年男子与妻子对视了一下，幸福地笑了。看着他们的幸福，苏嘉也被感染了。

　　南方女孩古怪精灵的一面不觉跳了出来。"张医生是说病人了不得呢，还是说他书里的知识了不得呢，还是说他自己了不得呢？"苏嘉"坏坏"地想。

　　（这个系列如果有能力、有时间、有心情的话，会努力写成一个可读性强、寓教于乐的系列。先拿出一小部分与大家分享，希望得到针砭和回应。）

附篇

宜放斋中医笔谈

（一）放眼中医

中医可以不再"单打独斗"

在古代，中医是一种职业，经过师徒授受，自立门户、悬壶济世是成为一个成熟中医的标志。而在当代，中医的执业形式已经发生了很大的变化，学院、医院里的中医成为中医的主力，但诊治的形式却没有发生相应的变化。

与西医规模化发展相比，中医"单打独斗"的模式显得有些势单力孤。诚然，如果把中医当作职业，对待每一个患者个体，静思熟虑，自出机杼，并没有什么劣势可言。但如果把中医当作事业，就需要群策群力，集中大家的智慧，让中医在当代展现出丝毫不逊于西医的光辉。

笔者基于自身临床实践，为院校中医规模化诊疗提出一些构想：

对于西医没有明显优势的疑难病症，选择一定数量的病例，进行集中诊治。集中诊治要做好两点：一要发挥院校的学术优势进行连续的会诊；二要利用大型医院的技术优势多手段有序配合。具体言之，就是在治疗前建立一个会诊平台，集思广益，优选治疗方案且不断修正；在治疗时，将针灸、推拿、心理、运动、饮食、洗浴、中药内服外用等中医丰富的治疗手段都利用起来。如此施行，一定数量的某一种疑难病病例集中治疗之后，中医的光芒便在这一局部绽放出来。继而从这一点出发，复制于其他疑难病，逐个攻关，各个击破。这样，中医复兴从最实际的临床疗效入手，脚踏实地，并且借着转化医学兴起的东风，中医临床理论和基础理论上的优势也会逐渐被更多的人所认识。

连续的会诊、多手段配合治疗疑难病好处有五方面：

1. 对于患者的好处

通常患者能够得到的诊治往往是一个医生的，手段也不会太丰富，在某个医生处治疗失败，只能找另一个医生碰碰运气，在不断的失败中丧失

151

的不仅是金钱和时间，更是治愈的信心。疑难病确有疑难之处，这就是需要会诊的前提。患者如果能得到会诊后论证过的治疗方案，接受多手段的有序治疗，从表面上看起来节省的是时间和金钱，实质上更重要的是赢得了信心。信心对于疑难病患者的治愈和巩固都是至关重要的，这一点没有深刻教训的医生无法体会。

2. 对于参与会诊的中医医生的好处

每一个中医医生从理论上来说都不免有"盲人摸象"之嫌。每一个成熟的中医在长期应诊的过程中都会形成自己的风格，这种风格的形成在吸引一些患者，也在隔离另一些患者。每一个有"大医"之志的中医都会意识到这点对自己的约束，但日复一日的工作程序让他们只能在既定的风格上惯性地继续下去。如果有一个长期的会诊平台，让各自可以经常听听同层次级别的同道的思路，亲眼看看另一种治法的疗效，从而开阔眼界，这对于每一个积极进取的中医人来说都是难得的交流、学习机会。

3. 对于实施院校的好处

对于学院与医院，学术氛围是最重要的。中医是不容易争论起来的，这是中医学术氛围不浓的原因之一。因为脱离实际的治疗，任何的争论都不免意气之争。而偶尔的会诊，因为缺乏连续性，也难以深入。但是连续的会诊和实录，连续的反馈，会让参与会诊的医生做足功课，而其他的医生及学生都会因为有实际的疗效作背景进行讨论而关注这种连续的会诊。长此以往，院校不成为"学术的殿堂"是不可能的。

4. 对于病的好处

对于疾病，最关键的是疗效。而关键中的关键不是短期疗效，而是长效。首先要确定的是疗效的标准，疗效标准不清晰会导致方向不明、朝秦暮楚。对于某种疾病的连续会诊、多手段治疗，并且做出实录，在实践中不断修正，会让某种疑难病的疗效标准和治疗思路获得集体论证和不断细化，最终形成的是某一疾病的现阶段的中医治疗规范。这种规范的确立是以会诊和疗效的客观记录（最好是第三方做记录）为基础的，会赢得西方医学界的尊重，从而让这种疾病有了更好的、世界公认的、中医的治疗规范。

5. 对于中医发展的好处

如果前面的好处都有了，患者满意，中医医生自身技术水平提高，中医院校学术氛围浓厚，对于疾病的中医研究与疗效获得世界公认，那么，中医复兴应该就是水到渠成的事，对于中医发展的好处便不言而喻了。

总之，在当代，中医可以不再"单打独斗"。形成规模，争回发言权，为人类健康做出更大的贡献，何乐而不为呢？

中医界要重视工具的创新

"形而上者谓之道，形而下者谓之器"，故而道似乎应该理所当然地"凌驾"于器之上。

直到读了刘明武先生的《黄帝文化与皇帝文化》一书，笔者才真正开始认识并尊重"道器并重"这一思想。对"道器并重"的重视，使曾经的中国傲然屹立于世界；而对此的忽视，让后来的中国沦落到落后挨打的境地。对于"道器并重"的重视与否，从某种程度上决定了中国的命运，中医也未能逃脱此般命运。

中医的衰落，不是因为西医的侵入，而是自身的衰落。究其衰落的原因，则应归之于"重道轻器"。对于"道"的过度强调，让一门本可以惠及众生的学问越来越高高在上、脱离百姓，也导致其在之后的历史主潮流中渐渐偏离。当西方的船坚炮利把国人惊醒的时候，有些人一下子从一个极端走向了另一个极端，变得太务实，忽视了东方重道的传统，而西方"重器"的精髓还没有掌握，于是就出现了"中医要让古人点头，西医要让洋人点头"的局面。

笔者在此摘录刘明武先生书中的部分字句，让我们一起来品味一下"道器并重"的深刻内涵：

> 与世界上兄弟民族相比较，源头处的中华先贤显示出了不同于一般的优秀，其体现在生产工具、生活器具的发明创造上……

燧人氏钻木取火，有巢氏构木为巢，伏羲氏结绳为网，神农氏揉木为耒耜，黄帝制衣裳、制弓箭、造舟船……

"形而上者谓之道，形而下者谓之器，化而裁之谓之变，推而行之谓之通，举而措之天下之民谓之事业"（《周易·系辞上》）。当官不是事业，发财不是事业，什么是事业？进行道器转化，由道理转化出器具，最终将道理与器具一并教与天下人民，如此方为事业。

除了《周易》之外，中华元典《尚书》与《周礼》都谈到了器，儒家、法家也都谈到了器。《尚书·盘庚》曰："人惟求旧，器非求旧，惟新。"制器为六政之一，这是《周礼》中的哲理。《论语·卫灵公》曰："工欲善其事，必先利其器。"

制器的哲理失传在皇帝文化里。在道器并重的文化里，称皇称帝者个个都是器具之器的发明创造者。在伪道无器的文化里，历朝历代的开国皇帝、新皇帝上场，伴随的是一场场千千万万人付出生命的战争。

信奉伪道是中华民族落后的真正原因之一，忘记器则是中华民族落后的真正原因之二。

读了以上的文字，想想中医衰落的原因，是不是可以部分地归之于缺少"弧矢之利"呢？在远古的时期，中医有很多的道理，也有很多的方法和器具；而现在的中医，道理不见得比远古更深入，而广泛使用的器具种类则确定无疑地减少了。

西医的发展日新月异，归根结底在于科技的发展和器具、药物的更新换代。中医要更好地发展，也必然不可顽固地守着"医者意也"。工具本身并没有姓"中"和姓"西"之分，关键在使用者的思维。中医应该转换思维，去统驭各种工具，包括西医所使用的药物、检查方法、工具，大胆"拿来"，为我所用。

更进一步讲，中医界还不应该仅仅满足于使用现成的器具，还要努力将"道理转化出器具"来！

但目前的现实是：中医有一些道理，却缺乏与之相应的器具，更缺乏将"道理转化出器具"的平台。比如《伤寒论》谈到了"蜜煎导"的方法，但是中医有方便使用的蜜煎导商品吗？比如《伤寒论》及后世推崇的乌梅丸，有正规厂家的中成药乌梅丸让我们使用吗？比如笔者根据正常出汗的"可持续"原则，提出的"恒温洗浴治疗仪"的设想，但此设想何时、以何种方式才能成为方便患者使用的器具呢？

中医需要器具孵化的系统战略，需要鼓励器具创新的政策，需要将"道理转化出器具"的现实程序。如果这些慢慢有了，中医便更容易做中医，中医复兴的步伐也就可以迈得更快一点了。

学中医需"早临床"

经历了系统的中医院校教育，经历了临床的迷惑和探索，现在的笔者已经成为了一个相对成熟的中医临床者。每每看到病人的痛楚得到缓解、消除，每每以中医的理法方药解决了临床问题，特别是西医无法解决的疑难问题，便是笔者肯定自己当初选择的时候。身为中医，三生有幸，但是庆幸之余，也不无遗憾——如果大学时能早点接触临床，就不会有初上临床时的那么多迷惑。

山西中医学院傅山学院成立，旨在培养中医精英人才。张俊龙书记指出，要将"拜名师、早临床、多实践"的改革理念落到实处。笔者认为，"早临床"是"拜名师"的前提，是"多实践"的保障（只有早临床，才有能力鉴别明师，从而有可能拜真正的名师；只有早临床，才有时间多实践），应该成为中医院校教育的灵魂！

以下是笔者对中医专业学生"早临床"的几点认识，请中医教育决策者参考。

1. 早临床能巩固专业思想

和一些学生聊这个问题，取得的共识是，如果在上学后半年到一年的时候，甚至更早就接触临床，才能算"早"。中医理论与现代基础教育不是一个知识体系，只有尽早让学生对于中医能治病有了感性的认识，才能激起他们学习中医的兴趣，而不至于因枯燥难学而却步。所以在入学后，对于《中国医学史》《中医学概论》《自然辩证法》等中医学和医学常识性的知识有一个认识后，就可以进入临床观摩阶段，让学生能感受到"中医能治好病"是最可靠的专业思想教育。

2. 早临床是学以致用的起点

学中医，对于当代学子来讲需要一个切入点，最好的切入点就是用。中医是一门实践性很强的学问，只有见到如何"用"，才能知道学什么、如何学。回顾以往的中医教育，5 年的本科生涯结束时，有些同学还没见过什么是中医独立的、真正的"用"。没有见过"用"，读的书就是死书；没有见过"用"，学医连目的也找不到。如果学生在接触中医之初，就亲眼见到中医不仅能治病，而且对很多病疗效良好，就会对中医理论和知识产生"用"的兴趣，从而促使他们更好地"学"。

3. 早临床需要"中医实验医院"

祝味菊先生曾写有《创设"中医实验医院"建议书》，里面写道："凡是一种学术的实验，必须要有一个公开的场合，所以我们希望有一所实验医院……这所实验医院无异于一座大熔炉，把中国旧医药加以无情地考验。'真金不怕火'，越有真实内容，越是经得起洗练。中医药经过这一番的考验，它就显露了它的骨子……"

中医是实践医学，不是空谈。课堂教学多是"纸上谈兵"，见不到"真刀真枪"，而"小白鼠"实验与中医临床相差甚远。只有边课堂教学边临床教学，最好有像祝味菊所说的"中医实验医院"，才能让实战与理论同时刺激学生的大脑，让他们带着自己的疑问去和临床医生交流，去向病人求证，从而提高学生的鉴别能力、学术免疫能力。

4. 早临床择师是关键，明理为目的

"师者，所以传道、授业、解惑也"。可以胜任这 3 项任务的，不一定是名师，但必须是明师——贤明的老师。笔者认为，中医明师须具备以下条件：一是深谙中医之道，高瞻远瞩；二是有丰富、扎实的理论与临床专业技能；三是对于学生的问题能娓娓道来，由浅入深、深入浅出地引导。

从医须知"医非小道"。中医虽有很多方法、技巧，但最重要的是医

理。医理通达的老师，方药应用便圆机活法，成为有灵魂、可创造的艺术。这样的老师会帮助学生走上"上医之道"，路会越走越宽。因此，临床教学择师是关键。院校教育与跟师教育相比较，优势在于可以跟多个老师，给学生一个兼听则明的机会，这点需要在制度设计上给予保证。

能在临床站住脚，是中医历久弥新、几经磨难风采不改的关键。把"早临床"作为中医院校教育的关键点有很重要的意义。中医院校教育只有重视临床教学，在时间上、教学设计上给予倾斜，才能盘活院校资源，培养出更多专业思想牢固、具有中医思维的人才来。

涵盖百法的"时－人－病－症"辨治框架

笔者于 2012 年提出"时－人－病－症"的辨治思维框架。在随后一年多的实践中，笔者发现，遵此框架可以做到"病机丝毫无遗，治疗层次井然"——既尊重了中医理法为先的传统，又兼顾了方症经验的应用。于是不揣浅陋，介绍于下，以期能对中医同道临床疗效的提高有所裨益。

1. 时

有很多的疾病是"与时俱发"的，比如冬季型银屑病和每年 10 月发作的鼻炎。对于这类疾病，不考虑"时"的规律性，无疑是对中医"人与天地相参"（语出《内经》）理论的漠视，是对可以规模化治疗的病症仍旧采用手工作坊形式个体治疗的一种惰性。

冬主"封藏"，暴露于外的是一片"水冰地坼"之象。人体顺应自然趋向"外寒内热"是正常的，但这种顺应不可过度。过度则会在外腠理郁闭、在内郁热蓄积，就像油炸元宵的时候里面在不断加热，而外面堵着无法疏泄内热，于是形成了元宵的爆炸，这就是冬季银屑病发病的直接机理。针对这种直接机理的治疗，外寒为主要矛盾时以麻黄汤为主；内热（本文以明理为主，内热仅以常见的上焦和肺胃郁热举例提示治疗之法）为主要矛盾时以升降散和银翘散合方加减；外寒内热都比较明显时，用大青龙汤或防风通圣丸法。

外寒内热只是冬季银屑病发病的直接机理。在外界气候的变化中，人体为什么会走向"外寒内热"的极致呢？这就是人体对于外界的缓冲能力差，缓冲能力差责之于中焦脾胃之不温，而中焦不温要"求于本"的话是肾中少火不及。温中首选理中法，暖下化阴首选真武汤。

针对于冬季自然界寒与藏的特点，冬季人体易犯病治疗大法应该描述为：在人体内建一个"夏天"以对抗寒与藏。上文讲到的开表、温中、暖下的方法，都是在人体内建一个"夏天"的具体措施。

每年10月发作的鼻炎属于一个秋季病，考虑到"时"的发病关键因素，可以有什么样的大法和具体措施呢？秋属阳明主降，我们可以笼统把秋季鼻炎发病原因归为当降不降和降之太过。当降不降助之降，可以考虑白虎汤；降之太过需要升，可以考虑吴茱萸汤等方以"缓急"。而人体对于自然界的变化缓冲能力差也是不容忽视的重要原因，其根本还要责之于脾肾，这点与冬季型银屑病相似，治疗也相似。

对于秋季鼻炎很多临床医生喜用麻黄附子细辛汤，这个能归于辨"时"治疗吗？笔者认为不能。麻黄附子细辛汤更多是在对症治疗，这点会在后面讲到。

2. 人

外国有位医生的墓志铭上写道：有时是治愈，常常是帮助，总是去安慰。医学的对象是"病的人"而不是"人的病"。意识到这一点，像发热、炎症、咳嗽、喷嚏、血压升高、出皮疹等症状，我们还迫不及待地要"除之而后快"甚至不顾人体是否可以承受吗？

很多症状，在某种程度上是人体的自愈反应，这是作为一个医生必须了解、尊重并且需要给予扶持的。国医大师陆广莘在谈及正确的医学观念时提出过"努力发掘、加以提高"，这个发掘和提高的对象就是人体的自愈能力。说到底，疾病最终是自愈的，不是治愈的，这是治病"以人为本"的核心内涵。治疗只是在为自愈创造条件和扫清障碍而已。

现代医学所犯的错误之一在于宣传对于疾病的恐惧和对于药物的依赖。并且把这种错误的观念借助其主流医学的地位以真理的形式灌输给普通民众。还拿发热为例来讲，有一次一个朋友问我，她的小孩吐泻之后，体温35.3℃，这是不是低热呢？普通民众受毒害之深可见一斑，现代医学让普通民众不敢相信自己的身体，而只相信指标。35.3℃已经远远低于正常体温了，怎么还能想到是在发热呢？

继续以发热为例来谈。如果开始尊重人体的自愈，患者就会换个角度来看待自己的体温。他们可能会为自己又能邂逅久违的发热而高兴，虽然发热的时候身体慵懒不适，但是当他们相信这样的不适会把他们带回健康的时候，他们"痛并快乐着"。而最终的结果也的确会让他们明白，忍受适度发热的痛是值得的。已经有很多的银屑病患者，在身体适度发热的时候，在安全的前提下"消极"对待——不用退热药、消炎药，而获得了加速治愈的结果。

中医讲"察色按脉先别阴阳"，亦有"阳证易治阴证难"之说。发热毋庸置疑是阳，如果把一个会发热的人治成不会发热的人，那这种医生就是所谓的"含灵巨贼"了！

3. 病

谈病的意义在于让医生对于病变的发生、发展、危险性、预后等一系列的动态变化有一个系统的、全局的把握。这就要求中医给予病足够的重视。在目前的医疗现状里，我们更多地采用了西医的病名。笔者认为如果不懂西医的病，便无法当一名为中医增光的好医生。山西中医最引以为豪的当数对于宫外孕的治疗。西医诊断居优却治疗无奈，而中医则显示出卓越的疗效，令西医叹服。试想，如果没有西医同道的明确诊断和参与总结，中医的疗效再卓越，也只能是"躲在深闺人未识"。

顺着这个成功的路子，中医可以自觉地寻找现代医学的盲点，然后有所突破。

只有在一种西医能确诊，或不能确诊却有比较系统的表述但对于治疗却乏术可陈的病上，用中医的方法，用西医甚至大众可以听懂的语言阐述病因病机病理及治疗，并且有治疗成功的实例，这样我们就可以站在西医搭建的病的平台上，为患者造福，为中医增光了。

以上概括起来讲，就是中医是能够治疗西医的病的，西医对于病的一系列的认识，我们都可以"拿来"，并且赋予其中医的意义。

对于西医病的治疗和对于"与时俱发"的时令病的治疗，都可以发展中医规模化的诊疗模式，这也可以在一定程度上弥补中医对人、对症治疗个体化方面与现代社会的不协调。

简单讲就是简单的、占70%的疾病可以首先考虑规模化的中医治疗，复杂的、疑难的再去应用中医传统的个体化的诊疗模式。

4.症

谈到症，需要与证做鉴别。症是症状，古代无"证"，只有症。现代中医讲的"证"，指的是古代的病机。《伤寒论》中是没有病机含义的"证"，《伤寒论》中的"证"都应该直接改为"症"，这样才能明确《伤寒论》的本意。应该说，《伤寒论》中是有"对症治疗"经验的，但更多是对于病机的揣摩和对于人体自愈能力的体味。

有学者认为，小病小症可以用"方症对应"的方法，而对于疑难病症，必须立足于人，立足于病机来治疗。对于这点笔者颇为赞同，并试图从自愈能力的角度解释如下：小病小症，特别是急病、初病的时候，人体自愈能力整体上是完善的，只是在局部受到一些小的挫折，此时对症治疗，人体自愈能力很快修复局部的故障，病症也就得到了解决；但是疑难病，久治不愈，整体上的自愈能力已经遭到了破坏，治疗就需要去修复和提高自愈能力，这时候，对症治疗就要退居其次了，需要在不影响治人的前提下，才能兼顾症状。

"方症相应"用中药，实质和用西药是相似的。前面提到的秋季性鼻炎用麻黄附子细辛汤，就有"方症相应"的成分在内。

总的来说，"时－人"更偏于理法的思考，是决定治疗方向的；"病－症"则更偏于方药的应用，是决定疗效快慢及患者对于治疗的依从性的。立足于"时－人"，便会对于患者的长远利益及疑难病症的"求本"治疗有更多把握；而同时关注"病－症"，对于解决患者的眼下的痛苦，对于和西医的沟通，以及对于临床上中医药配合等有更多思路。总之，笔者认为"时－人－病－症"框架在审证求因和斟酌治疗时都有实际的指导意义。希望有更多的学者顺着这条路走下去，创造更完善的辨治框架。

理性对待各家之偏

从2011年3月2日笔者于《中国中医药报》发表的《邪：气血郁滞

的病因推测》开始，探讨邪正虚实的文章已有十几篇见诸报端，可谓"仁者见仁，智者见智"。如何让争辩进行得更有意义，笔者思考所及，认为有以下三点值得探讨：①如何理性地对待历代大家的理论之偏和实践之全；②如何让争辩由概念之争向实践的完善转变；③如何寻找新的高度让不同的观点变得统一。

1. 理论之争是苍白的，需要参看其实践

能传世的每一个临床大家的实践都是圆活而全面的，不会拘执，不如此不可能成为大家。而其理论多为纠偏而作，过正才可矫枉，所以从理论来看他们却好像是偏的。如何理性地对待理论之偏与实践之全的矛盾与统一呢？以下以金元四大家为例来说明理论与实践的差异：

刘河间立论主寒凉。而实践中"对附子、干姜之类的温热药物不是拒绝使用的。后世有人对他的《黄帝素问宣明论方》中记载的 350 首处方进行了统计、分析，发现其中使用寒凉药物的比例不过只占到 1/6 左右，而对附子、官桂、细辛、肉豆蔻等温热药的使用却为数众多，且颇具心得"。

张子和立论主攻邪。而实践中"并不反对正确进补。他说：'凡病人虚劳，多日无力，别无热证，宜补之。'在《儒门事亲》卷十二的 171 首处方中，具有进补功能的处方计 51 首，占内服处方总数的 1/3 左右；在卷十五的 273 首处方中，具有进补功能的处方计 58 首，占内服处方总数的 1/3 左右。他还搜集、总结、创造出大量的食补处方，如生藕汁治消渴、粳米粥断痢、冰蜜水止脏毒下血、猪蹄汤通乳等"。

李东垣立论主补土。而实践中"在脏腑标本、寒热虚实的辨证中……创造出许多对后世影响重大的祛邪良方。在他的著作中，治疗湿热下注的凉血地黄汤、治疗咽喉肿痛的桔梗汤、治疗心胸热郁的黄连清膈丸等，显然都不是以补脾为主的。在他的学说中，补与清、补与消、补与下不是绝对的对立，而是在'和'的基础上彼中含我、我中有你"。

朱丹溪立论主滋阴。而实践中"从未废弃对温热药物的辨证应用。他主张以气、血、痰、郁、火论治，辨虚实顺逆，寒热往复，在很大程度上中和了攻、补两大学说的精华。在《宋元明清名医类案正编·朱丹溪医案》一书所治之病的 117 案中，涉及的处方为 54 则，药物 94 味，其中寒

凉药物的比例是有限的，而热、温成分的药物却占有相当大的比例"。（以上引文均出自温长路《我说中医》一书）

每一个医家都会在《内经》中吸取营养，但其观点不同甚至相反，原因是《内经》作为一部论文集其本身就有很多自相矛盾之处。理论的争辩围绕实际的话，可以使临证方向更明确，也可以使学问做得更严谨、使视野更开阔。但理论的争辩脱离临床实践的话，就会流于空泛而显得苍白。

中医学对人体长寿及衰老的论述极为丰富，如《内经》的肾精、气血说，《华氏中藏经》的阳气衰惫说，《千金翼方》的心力减退说，《养老奉亲书》的脾胃虚弱说，《寿亲养老新书》的气滞而馁说，《徐氏医书八种》的元气不足、阴虚生火说，等等，均未能脱离"虚损"之范畴。当代国医大师颜德馨结合50年的临床实践在1980年初提出"人体衰老的本质在于气虚血瘀"新学说（见于《中国百年百名中医临床家丛书·颜德馨》一书）。颜德馨衰老理论别具一格，它是在临证实践的基础上提炼出来的，如果囿于既有的理论，只在故纸堆里找依据，怕是难有这样理论上的突破的。

162

2. 不能指导实践的理论创新没有价值

邪是相对于正提出来的，正是气血流通的正常状态，邪为不正的状态，也叫作病态，这样笔者"有邪才有病，治病当攻邪"的原意即为：偏离正常为邪，正的时候不会生病，只有有邪才会生病，治病就是由不正"复正"，即攻邪（以攻邪之邪为导致气血不正的原因推测）。

由于体虚导致的不正状态，谓之"虚邪"。虽然体质较虚，但是不正的状态也需要调整以"复正"，"复正"就是对于不正（邪）状态的破坏，此即"攻邪"，因此有了"补虚为复正，虚人可攻邪"的提法。

只有确实进入笔者的语境，才能领会笔者基于邪正理论的治法的真意，才有资格判断笔者所谓的邪正理论的正误。

如果没有读懂笔者所讲的邪正的真实含义，而是用另一套概念中的邪正意义来判断笔者的理论与治法，无异于用做面包的规范来判断做包子的流程。判断制作包子的流程的正误只能用制作包子的规范，否则只会让争辩陷入无益的口舌之争。

读懂别人的言论才有辩驳的资格，针对只言片语、断章取义式的争论，于中医理论和实践的发展都毫无用处。

中医界没有纯粹的基础理论，基础理论和临床理论是密不可分的。所以为了防止争辩重复于概念的皮相之争，必须强调理论对于实践的指导和实践对于理论的反馈，不能指导实践的理论创新是没有价值的，不能启发治疗思路转变的理论争辩也是没有价值的。

比如讲攻补，一般会认为有特定的攻邪和补正的药物，附子、大黄为传统意义上的攻邪之药，而黄芪、芍药为传统意义上的补药。有很多临床家认为用附子、大黄小剂为（通）补、大剂为攻；而用黄芪、芍药同样为小剂为补、大剂为攻（通）。如此看来，攻补之药传统意义上势如水火的界限还有存在的必要吗？

3. 更上一层楼，各家并无殊

在为高建忠的《临证传心与诊余静思》一书所作的跋中笔者写下这样一段话："攻击是否在一个适当的位置？如果有所偏，应该及时调整，此所谓'攻击宜详审，正气须保护'之意。有病就是身体偏了，没有矫枉过正的过程，就不会有复正的结果，但是纠偏可以，一定要明白你的最终目的是中，而不是过，所谓'执中以纠偏'是也……对于每个人治疗风格的形成：我认为不当有褒贬之主观先见。李东垣临证如此，张子和临证如彼，是因为所面对的患者不同……'一类患者一类医'，在不断地磨合中，大浪淘沙，医生形成了自己的风格，这种风格会吸引、吸纳一类患者，这些患者又反过来强化了医者的风格，但同时却在滤掉另一类患者……想成为大医者，必须有更宽的胸襟、更高的视角。"

争辩是可以的，但争辩的双方一定要对于各自观点的差异做客观的分析。争论的各方一定要意识到自己是偏的，切勿将在适合自己的患者群中得到的部分真理夸大成绝对真理，这样就可以对于别人的观点更加宽容。理性地对待自己的偏，临证中执中以纠偏，在适合于自身之偏的患者群中要积极地发扬这种偏，让疗效向极致攀登；在不适合自身之偏的患者群中，要勇于承认自身之短，在别人的观点中寻找有益的启示，不断地减少自身的临证盲点。

要宽容地对待不同的观点，这样才可以保持思维的宽度，在临证中面对疑难病时才可以有更多的思路。要尽量提升思维的高度，让不同的观点在新的高度上各自安于适当的位置，而不必互相攻讦。

从更高的层面来观察，各家的观点其实并没有什么根本上的不同。其差异源于各自的实践的局限和观察的角度不同。更高的层面可以让不同的角度一览无余，这样各家的观点就有了统一的可能。

"会当凌绝顶，一览众山小"，用于学术进步的描述是很恰当的，不断地面对"一山过后一山拦"的困惑，不断地进行"更上一层楼"式的攀援，当站在一个更高的位置回望时，你会发现所有的不同、所有的争辩都会以"众山小"的姿态各安其位。

临床医生要客观认识自身之偏

笔者向来认为：医者擅用大剂或者擅用小剂是由其所擅长治疗的病人群体的特性决定的，有其客观性，并非决定于医者的主观喜好。近来有机会较长时间观摩两位风格迥然不同的山西名中医的临证实况，更验证了笔者先前观点的正确性。

在没有直接观摩赵杰主任（山西中医学院中西医结合医院名中医工作室主任）的门诊情况之前，笔者已经领略过其开的一张方子：旋覆花 20g，代赭石 20g，炙甘草 20g，人参 20g，砂仁 10g，炮附子 30g，火硝 4.5g（冲），生附子 30g，生半夏 15g，生姜 30g，可谓大刀阔斧。

再来看一张学友高建忠主任的方子，我们便知道什么叫"迥然不同"了：生麻黄 1g，桂枝 1g，细辛 1g，干姜 1g，生白芍 3g，五味子 3g，姜半夏 3g，生甘草 1g。可谓惜药如金。

两位都是名中医，方子中都可以看到明显的仲景方的影子，为何同样是学仲景，临证风格却大不相同呢？

如果没有直接观摩两位门诊实况的经历，怕不好对以上问题得出可靠的结论。处方风格的形成是与病人长期互动的结果：赵杰主任的门诊中中老年患者居多，而高建忠主任的门诊中小儿患者居多。

回过头来考察前文所列处方的对象，我们会发现与笔者门诊考察的印象是一致的。赵杰主任那张方子的对象是"张某，男，70 岁"；而高建忠主任方子的对象是"某患者，女，7岁"。老年患者多中下焦病，多需重剂；小儿患者多上中焦病，只可轻取，不可伤未受邪之地。

张子和以攻邪著称，李东垣以治脾胃闻名。作为临床大家，如果让张子和去治疗李东垣面对的病人，一定不会大刀阔斧（古语曰孟浪），也许会选择食补；如果让李东垣治疗张子和面对的病人，也一定不会一味补中益气、升阳散火，如果李东垣只会后世认为的那一招半式，他便不会是中医大家，也就不会有龙胆泻肝丸、普济消毒饮等李氏名方惠泽后世了。

后学者不仅要学其偏，学其特点，更要知其全，在全面认识其学术观点的前提下分析其"特点"之所以然。

作为临床医家，对于自身处方风格的形成要有一个自觉的认识，要明白其产生的客观的患者背景。只有这样，在面对不是自己擅长风格的患者时，才可能自觉地参考别家的长处，让自身更趋全面，让自己的中医临床盲点更少。

在观摩两位中医临床家的门诊较长时间之后，笔者写下这样的感悟："大病应大治，大病小治，如同儿戏；小病应小治，小病大治，正气不安；下（焦）病应重治，下病轻治，隔靴搔痒；上（焦）病应轻治，上病重治，药过病所。"

中医理法为重，不可仅凭方药

中医必须开方用药吗？"生活处方"是不是比用药更高层次的中医体现呢？"治未病"一定需要用药吗？对于上述问题，很多基层中医有这样那样的误解。本文通过讲述冉雪峰先生的一个病案，以及笔者不用药或少用药治愈银屑病的一些事实，希望大家能对"方药为主"的误区，以及"理法为重"的中医正道有更多、更深入的思考。

《冉雪峰医案》中有一伤暑案：武昌一程姓少妇，产后七日，正逢暑天，居处于小卧室内，门窗紧闭，按照习俗头包布帕、身着布衣。出现了身大热、汗大出、齿燥、唇干、舌干、心慌、口渴、烦躁异常、脉浮而芤。冉雪峰判断："新产阴伤，受暑较重，不宜闭置小房内，倘汗出再多，津液内竭，必有亡阴痉厥，昏迷谵妄之虞，宜破除俗例，移居宽阔通风较凉之处，以布质屏风遮拦足矣。"处方为六一散、白虎汤、生脉饮三方合裁加减：滑石一两，甘草一钱，生石膏八钱，知母、沙参各二钱，麦冬四钱，鲜石斛六钱，同煎，分二次服。病人问能否吃西瓜？回答：可，想吃就吃（徐灵胎云：西瓜为天然白虎汤，大能涤暑）。诊治后约四个小时，患者让人来问：已吃西瓜四块约重二斤，特别想再多吃点，敢再吃吗？冉雪峰回答："多吃无妨，可随病人之便。"于是一日一夜吃西瓜十八斤半，半夜后身热退，烦躁俱平，已能安寐。第二日复诊，脉静身凉，烦闷躁急都消失了，拟六味地黄汤合六一散清其余焰，复以四物汤加牡丹皮、地骨皮，归地养营，人参归脾各方，调理收功。

此案治愈后冉雪峰自己总结：此病新产七日，迁出密室，移居敞地，滑石、石膏非一两即八钱，大队甘凉甘寒为剂。一般认为产后不宜凉，但不能固守教条，此患者产后不久即吃西瓜，且一日一夜吃十八斤半。方剂的作用是肯定的，但是力量还不够，如果不是"迁地为凉及吃西瓜之多"，即令方药有效，也不会有这么快的效果。饮食、居处环境等生活方面的改变，看起来不是方药的内容，实际上是中医理法更重要的体现，这点需要引起同道重视。

中医对于生活习惯的各个方面都可以做理论上的解读，或者说都可以用药来做比喻，比如说晒太阳：正午的太阳是大热药、早晨的太阳是温药、昼伏夜出是寒凉药，这是药性，时间长短则是药量，如果正午的太阳晒很久，便是大量的热药。既然生活中的方方面面都既有药性也有药量，时时刻刻在调节着我们的身体，那么如果我们只关注用方用药，比如冉雪峰先生的那个病案，用了凉药却没有改变居处环境和饮食，等于"方药虽凉而生活却在加热"，如果生活方面的热超过了药物的作用，想要治好，怕是不可能的。只有"生活处方"和方药的应用方向一致，才会取得好效果，而这些都需要中医理法的统驭。很多中医学者有这样的共识：中医是经典的理论医学。但是具体到临床，更多中医医生误认为中医只是开方用药，对于"生活处方"或者不重视，或者根本不知道。而临证中，特别是疑难病、系统病，不用药能好的不乏其人，而不知道生活习惯的改变而治愈、不复发的几乎没有。谈到不复发，患者想到的就是"根治"这个词，如果依靠用药治病、治症来达到"根治"是不可能的，但是如果要让患者懂得"病是怎么来的，可以让它原路返回"，从而改变生活的方方面面——

也就是"治人"，那么"根治"是完全可以做到的。有病的时候需要综合治理——包括方药和生活习惯等的全面调整，而病"愈"后，需要以"生活处方"为主来"治未病"——也就是笔者讲的"复平－复正"后的"持正"。如果做到了，根治是自然而然的事情。

银屑病属于公认的疑难病，但是如果大家能对于笔者以下所述事实有所重视，则看法便会有所改变。某男，在煤矿工作，患银屑病数月，在省内省外医院治疗效果不显，经人介绍找到笔者，恰逢笔者有外出学术活动，介绍广汗法，并且嘱咐其找一温度合适的温泉去泡浴，半个月后见，病愈人健，未用药观察，2年后随访体健未复发。某女，其表姐患银屑病经笔者广汗法治愈，其得病后未用药，径直找到笔者，因在外地上学，诊视不便，于是告诉她以广汗法调整，汗法为每日吃适量温羊肉汤，1个月后病愈体健，嘱咐继续"温热"治人，1年半后随访体健，自述"不药而愈"。某老者，患银屑病后遍服清热解毒药无效，于是停药，偶然得知广汗法，于是天天坚持锻炼，适度微汗，"不药而愈"，坚持数年，不仅银屑病未复发，身体也较之前好转很多……

笔者以上所举"不药而愈"的例子都是典型的病例，虽然还有很多这样的真实病例，但毋庸置疑，更多的患者需要的是综合治疗——以生活方式改变为基础，配合方药的合理内服外用。本文所举冉雪峰先生的病案及笔者的一些实例，只为说明"生活处方"的重要性，以期让大家更多地关注它，这些也是中医学的重要组成部分——不仅在养生保健方面意义深远，在治病防病方面也不可轻视。强调"生活处方"并没有轻视方药应用的意思，这些其实都是在中医理法的统驭下协同作战的各个兵种。作为临床医生，应该动用一切可以帮助患者恢复健康的手段，方药是其中的重要手段之一，但不是最重要的，更不是唯一的。

167

立足整体不能忽略局部治疗

中医一贯重视整体治疗，但在临床上局部治疗的重要性同样不能忽视。

笔者的患者大致可分三类：一类是不需要吃药的，给他们开的实质上是"生活处方"，如果做到位，就可以"不药而愈"；另一类需要综合治疗，即能想到的方法，如口服、外用、无感温度药浴、木针疗法、圆桌治疗等，尽量都用上，使这些治疗手段有序地、有机地配合；还有一类的确只是局部病，无关整体，这类疾病只需要局部治疗。本文讨论的就是最后这类，即只需要局部治疗的情况。

上海中医药大学凌耀星教授曾讲述过一例干咳案，经口服药反复治疗，不仅无效，而且搜肠刮肚连治疗的思路都没有了。一个偶然的情况给了她启发：一个小孩用小耳勺掏耳朵，掏上一会，咳嗽一阵。她治疗的这个顽固性咳嗽案是不是也和耳朵有关呢？她让患者去做了一个简单的检查，发现耳朵里面都让"耳屎"塞满了。于是做了简单的处理，把耳朵眼里面的垃圾清理了，咳嗽也不治而愈了。这个案例提示我们，不仅要关注整体，对于局部病也需要给予足够的重视。

一例以"耳朵反复剧痛数年"为主诉的患者，经笔者整体辨证论治，对其他的兼症如持续 10 多年的反复泄泻、晚上睡觉容易小腿抽筋、平素容易口干口苦疗效都很好，患者很满意，唯独耳朵里面剧痛的情况轻轻重重，没有稳定的疗效，颇为棘手。一次耳朵疼痛急性发作时，介绍给同行会诊，发现耳道内有一疖肿，简单用器械破疮排脓，未用口服药物，自此耳痛再未发作。笔者事后写下一句自我警醒的话——良工不废他法。医学对于人体的奥秘知之极其有限，时刻保持冷静、清醒，在自然面前保持足够的谦逊，才有可能获得进步。

一位辽宁的银屑病患者，皮损呈散发的小斑块状，2012 年夏经笔者短期面诊后，长期通过发送皮损和舌象的视频来调整治疗方案，在精神、饮食、正常出汗、皮损等方面得到很好的疗效。1 个月前，通过发送过来的录像片段看到"淡红舌、薄白苔、舌下无瘀"的正常舌象，其他如精神、情绪、饮食、睡眠、出汗等情况都很好，唯有上肢外侧皮损反而干燥、有皮屑。反复思考，判断其为整体已经恢复正常，局部调护不当，嘱咐其停用口服药物，加强上肢的保暖，希望可以获得上肢的长时间微汗，依法应用后，皮损很快消退。进入停药巩固阶段。

与局部相关的病变可以分为四类：第一类是单纯局部的病变，第二类是整体病变体现于局部的，第三类是局部病变引起的整体病变（包括以局部症状为主和以整体症状为主的），第四类是症状百出，既有局部的又有整体的，分不清局部病变是原发还是继发的。四类当中第一、第三类单纯采用局部治疗即可，第四类应该采用局部治疗配合整体治疗。唯有第二类可以不采用局部治疗。如此看来，与局部相关的疾病有一半以上应该强调局部治疗。

认识疾病一定要"立足整体"，辨别清楚局部在整体中的地位，是单纯还是复杂？是原发还是继发？是主要还是次要？而在治疗的时候，不能忽略"局部治疗的重要性"。如果把整体看作是"内"，把局部当作"外"，《素问·至真要大论》中的一段话正好说明了这个问题："从内之外者，调其内；从外之内者，治其外；从内之外而盛于外者，先调其内而后治其外；从外之内而盛于内者，先治其外而后调其内……"其实还是"治病必求于本"的意思，本于局部则重局部治疗，本于整体则重整体治疗。

"证"的历史只有 60 多年

"辨证论治是中医学特色的集中体现"，是这样吗？翻开张效霞的《回归中医》一书，得到的答案是否定的。这本书以严谨的科学态度告诉我们，"'证'的概念，实际上是根本不存在的"。"证"与"症"并无区别，"辨证论治"及其衍生出的"方证相应"都是在强调"症状"，而忽略了中医临床的真正核心——"病机"，这也正是"几十年来诸多学者将证候作为辨证论治的研究重点，但至今未有重大突破"的深层原因所在。

1. 从桂枝汤应用谈起

谈到桂枝汤方，多以"汗出、恶风、脉浮缓"证来对应，用方后要求温服、温覆、喝热粥取"微汗"。但只会这样用桂枝汤，怕很难有机会使用。无汗能否用桂枝汤呢？与汗无关的情况下能否用桂枝汤呢？能，《伤寒论》中就有。

李心机《〈伤寒论〉疑难解读》一书中指出：第56、57条都没有自汗出的症状，但都用了桂枝汤。更能说明问题的是第276条，曰："太阴病，脉浮者，可发汗，宜桂枝汤。"《伤寒论》曰："阴不得有汗。"三阴病若见自汗出则属亡阳。王肯堂对本条的解释极为精当，他说："此脉浮，当亦无汗，而不言者，谓阴不得有汗，不必言也。不用麻黄用桂枝者，以阴病不当更发其阳也，须识无汗亦有用桂枝证。"

《伤寒论》中凡用桂枝汤多注明"方用前（第12条）法"，从而使温服、温覆、啜热稀粥成为桂枝汤常规服用方法。《伤寒论》中指出，若不如此，即使桂枝加桂汤，更加桂二两，也不会"得汗"。这说明温覆和啜热稀粥是桂枝汤"得汗"不可缺少的一个环节，也提示不用"方用前法"的服法是桂枝汤使用的另一法门。第387条没有"方用前法"，"吐利止而身痛不休者，当消息和解其外，宜桂枝汤小和之"。霍乱吐利止，里气已趋于安和，身痛不休为残邪仍稽留未解。"小和之"意在调和，潜移默化，促其自愈之势，故不宜发汗扰之。《金匮要略·妇人妊娠病脉证并治》云："妇人得平脉，阴脉小弱，其人渴，不能食，无寒热，名妊娠，桂枝汤主之。"妊娠平脉，无寒热，虽有不适亦非病，可调和待其自行缓解。

看到此处，我们便可明白柯韵伯称桂枝汤"滋阴和阳"之用意了，若只有见到"汗出、恶风、脉浮缓"证再用则太过局限。如果是察病"机"——阴阳虚而不和，就用之，则天地自宽。

170

2."证"的历史只有60多年

《汉语大字典》释"症"曰："病象。有时也泛指疾病。也作'證'。"而对"證""証""证"的解释则分别是"證，病症。后作'症'""証，同'證'""证，'證'的简化字"。解释是很明确的：证＝症。

汪昂《医方集解》中说："症者证也。""证＝症"原因很简单。因为"症"是"证"的医学专用字，二者当然可以互相通用。其实，不独"证"字，中医的不少字词也都有这样的演变过程，如藏府——脏腑、劳——痨、淡——痰、风——疯、萎——痿、壅——痈等。

证、症关系的重新解释，更准确讲是约定，发端于西医东渐之后，定型于20世纪50年代，首倡者应为任应秋先生。谈"证"这个具有特定时代意义的概念，我们应该明白两个前提：第一，"中医基础理论学科"这一我们今天已习以为常、约定俗成的说法是近代中医学界为沟通中西，适应时代潮流，以西医学为参照，以"科学"的方法，在"事事以翻脸不认古人为标准的时代"的背景下，整理研究中医学术的产物。第二，"辨证论治"这一词组最早见于清代医家章虚谷所著的《医门棒喝·论景岳书》，但与这一词组同等地位出现的有"辨证论方""审病用药""随证而治""详辨施治""辨别论治""论证立法"等，"辨证论治"在全书仅出现一次，并不是一个固定词组。并且其中"证"的本意为"患者诉说的症状和医者所诊察到的体征"，其"本义和引申义都同本质、概括等意思不沾边"。作为一个固定概念出现是在中华人民共和国成立后，"第 2 版中医学院教材编写之时，郭子化副部长在庐山教材会议上提出把辨证施治之精神写入教材之中"。"王玉川、邓铁涛都没有说出将'辨证论治'写进教材的原因，但我们想这可能是出于尽量使中医基础理论沾染上'辩证唯物论'色彩的缘故"（见《回归中医》）。

这就是说我们现在认为的"证"的概念的历史只有短短 60 年。当时这样做的原因，是认为辨证论治有西医无可取代的"特色"和"优势"，欲极力保持和发扬之。但由于未对证、症在中医学术发展史上的源、流进行过认真、扎实地文献整理研究，只是出于扬己之长和不被西医所取代的良好愿望，把"证"人为地提高到了"中医学特色"的高度。时至今日，为"证"约定出的新解释给中医学的发展造成的障碍已越来越明显。

成肇智《用"审机定治"取代"辨证论治"》一文指出："证"字的内涵一再被任意扩大，乃至完全改变，其目的均在于使"辨证论治"这一术语能够表达出中医学的基本规律和特点。然而这一勉为其难的做法，不仅同传统中医学固有的概念和特点相抵触，而且违背了语言学的规律。因此，随着时间的流逝，关于"辨证论治"的学术歧见愈演愈烈，给中医学造成的负面影响也日趋严重。其一，"辨证论治"的使用效果与其倡导者的初衷相去甚远，致使中医学的基本诊疗规律和学术特点至今尚无统一、准确而简明的表述形式。其二，对"辨证论治"的随心所欲的解释，导致了诸如证候、证型、症状、病机等常用中医术语、概念的混乱，使原本不太规范的中医理论更加难以规范。其三，证及相关的基本词语的定义变动频繁，给中医学的教学、科研、临床等工作"制造"了许多不应有的困难。其四，对中医常用术语的理解不统一，必然导致其外语翻译的分歧和争论，不利于中医学的对外交流和国际化。

3."方症对应"不能解读的张仲景

既然证即症，就不必再用"证据""证候群"等来加以解释。"方证对应"直接写作"方症对应"，才符合其"对症下药"的本质。这样一来，便容易明确其应用范围及理论框架上的重大缺陷了。

很多中医学者提出的如"抓主症，对症用方""辨方症是辨证的尖端""中医也有头痛医头脚痛医脚的时候"等命题，都是由"辨症"衍生出来的。

《思考中医》一书中讲道："医有上工，有下工。对病欲愈，执方欲加者，谓之下工。临证察机，使药要和者，谓之上工。夫察机要和者，似迂而反捷。此贤者之所得，愚者之所失也。""临证察机，使药要和"，这个"机"是什么呢？这个"机"就是病机。临证的时候，首先是要察明病机，然后再根据这个病机来处方，使方药与病机相契合，这样一个看病的路子就是上工的路子。"临证察机，使药要和者，似迂而反捷"。

张仲景作为"辨证论治"的鼻祖，属于"上工"无疑，我们来看看仲景书中辨出的究竟是什么？

在《金匮要略》中共有 5 条两方或三方并主的条文，"胸痹，心中痞气，气结在胸，胸满，胁下逆抢心，枳实薤白桂枝汤主之，人参汤亦主之""胸痹，胸中气塞，短气，茯苓杏仁甘草汤主之，橘枳姜汤亦主之""夫短气有微饮，当从小便去之，苓桂术甘汤主之，肾气丸亦主之""病溢饮者，当发其汗，大青龙汤主之，小青龙汤亦主之""小便不利，蒲灰散主之，滑石白鱼散、茯苓戎盐汤并主之"。"证"一样，方剂不同，如何"对应"呢？只有"察机"一法。如人参汤与枳实薤白桂枝汤的区别在于虚、实；茯苓杏仁甘草汤与橘枳姜汤的鉴别在病位是肺还是胃。

肾气丸在《金匮要略》中一主虚痨，二主痰饮，三主消渴，四主转胞。一方主四"证"，如何"对应"呢？只有"察机"一法。

如此看来，仲景辨出来的是病机，仲景有半数条文明确写明了病机，辨"症"的实质是"察机"。

那"对症疗法"的位置又在哪里呢？对于小病、简单病是可以用的，也便于推广、"藏方于民"。但对于系统病、复杂病，在"简单"法试用不利后，就不能再试下去了。"方症对应"多数情况下是"似捷而反迂"的。

加入机理的思考，哪怕是无意识的，"方症对应"就提升为"察机用药"了，经方大家们一定是"察机"的。对于提倡什么，对什么人提倡，提倡什么范围内用，经方大家们是要有责任感的。

经方治疗大致有病原疗法、对症疗法、证候疗法、协助自然疗能之法四种（见《祝味菊医学五书评按》），都有其临床价值。但其核心在于"察机"。只有"察机"才能用活经方，才可能做到临证不惑，才可能借助经方的框架，构筑中医识病治病的广厦。机械地按仲景书中举出的有限例子来"方症对应"，只能起到提示思考的作用，只适用于经方入门阶段。

4. 勿重蹈《局方》"方证对应"之覆辙

以目前的眼光来看，《太平惠民和剂局方》（简称《局方》）中不乏配伍精妙之方，但就是这样一部方书，却引来了金元四大家的集体批驳，这是为什么呢？应该说错不在方，而在用方之人。

朱丹溪称"《太平惠民和剂局方》之为书也……自宋迄今，官府守之以为法，医门传之以为业，病者恃之以立命，世人习之以成俗"，"可以据证检方，即方用药，不必求医，不必修制，寻赎见成丸散，疾病便可安痊"。《太平惠民和剂局方》可谓典型的"方症对应"。其普及程度之高，远非目前的中医和经方可比。普及的正面是什么？是简便廉验；反面是什么？是不必求甚解。正是这种普及带来了极大的危害。

《太平惠民和剂局方》"集前人已效之方，庸今人无限之病，何异刻舟求剑，按图索骥，冀其偶然中，难矣"！"方症对应"确如"刻舟求剑，按图索骥"，日本汉方医家多喜此法，而今国人以其浅易而喜用。"偶然"用之，确有桴鼓之效；但其中缺乏必效的机理的探求。不效的时候怎么办？为什么会无效？这些都是需要思考的问题。对有效之外的手足无措，笔者谓之"方症对应"之病。

治疗"方症对应"之病，需要"察机"来纠偏。

"治病之要，以穷其所属为先，苟不知法之所归，未免于无差尔。是故疾病之生，不胜其众……审察而得其机要，然后为之治……而不至有一毫差误之失。若然，则治病求属之道，庶乎其无愧矣。《素问·至真要大论》曰：审察病机，无失气宜。意蕴诸此……众疾之作，而所属之机无出乎是也。然而医之为治，当如何哉？惟当察乎此，使无失其宜"。"察机"就是耐心体味天地阴阳之理，人体内外之应，思变易之道，守中庸之义，这是浅尝辄止者难以明了的（如果对于浅有一个明确的认知，在一定范围内弘扬浅的用途是好的。浅的危害在于以浅为深）。

"将以施其疗疾之法，当以穷其受病之源……病之有本，变化无穷，苟非必求其本而治之，欲去深感之患，不可得也……《素问·至真要大论》曰：有者求之，无者求之。此求其病机之说，与夫求于本，其理一也"。"察机"就是探理寻源，就是"治病求本"，这个工作也是浅尝辄止者无法胜任的。

当前经方还没有如宋代《太平惠民和剂局方》那么普及的时候，我们就应该了解这一点，预防其危害。"方症对应"的优点是易于普及，但是它也有缺点。《内经》有"非其人勿传"之训，可以借鉴。普及有其界限，过犹不及。

174

5."察机用药""方症对应"与银屑病治疗

秦伯未先生云："如何从主证结合兼证；如何从初步印象进一步做出确诊；如何从病因、病机定出治法；如何针对治法处方用药……"又云："治疗任何一个病，首先抓住病因病机，通过病因病机来消除主证，其他兼证亦随之而解。"

岳美中先生云："见症状要进一步追求疾病的本质，不可仅仅停留在寒热虚实的表面上。立方遣药，要讲究主次的配伍，不能以套方套药应付。若遇到大证与杂证，要格外讲求，务期细密，才能丝丝入扣，恰合病机。"

笔者治疗银屑病初期，也走过见红斑就想到"血热"、见鳞屑就只当"血燥"、见肥厚色暗斑块就以为"血瘀"、见色淡就认作"血虚"的阶段。

临证既久，发现以这种直接的思考方法治疗疾病，效者有，不效者亦多。效者不知其何以效，而不效者亦不明白其何以不效，疗效不在自己掌控之中。愈后是否会复发、何时复发、为什么复发、是否可以预防等问题就更是海市蜃楼。

直到了解了钱学森先生《中医现代化问题》一文中的"调节人体的

内环境"和陆广莘先生的一系列理论，以及开始深入思考《伤寒论》后，才开始明白中医是成熟的理论医学。理有得病之理、愈病之理、预防之理。以"已病"为重点的医生首先应该思考的是得病之理，得病是身体的失衡，治病就是恢复平衡、恢复正常，直接体现在临床就是"察机"和"察机用药"。不仅要察人的机、病的机，还要察方药的机（即核心功效），只有方药的核心机理与病症的核心机理非常吻合，治疗才可能取得好的效果。

说白了，机就是理。

如果以"方症对应"的思路来看《伤寒论》，以之指导我们治疗银屑病。就会得到如欧阳卫权讲的"欲取经方治皮病，《伤寒》仲景未言明"的结果。而如果我们不仅看到皮损，而且可以绕到皮损的背后去看看，察汗、察体温、察神及察阴阳、邪正、气血之理，不仅看到仲景用经方治疗所举的"症状"，而且探索经方愈病之理。那就有可能会达到"临证察机，使药要和"的"上工"水平了。

笔者临床治疗银屑病，以气血不和为"机"，用药以攻邪复正，取得了很好的效果。而这只是经方应用一例，重要的是摸索出了学习、使用经方的理、法，以这样的理、法用经方，在高血压、失眠等病的治疗实践中同样取得了很好的效果。

子曰："吾道一以贯之。"笔者认为：一者，理也。

"随症治之"并非中医主流

"观其脉症，知犯何逆，随症治之"，这是张仲景为后人创立的治"坏病的治则"。但时下一种思潮流行——重视"方症对应""方病对应"等，关注方药超过了对人与病的关注。这种思潮的直接影响就是"随症治之"、对证候群用方被很多中医学子甚至中医学者误认为是中医"论治一切疾病的总方法"，这是对中医"临证察机""见病知源""治病求本"主流、正确思维的歪曲和误解，需要警惕。

1."随症治之"不是"随证治之"

在刻意抬高"随症治之"的过程中，有一个桥梁发挥了重要的作用，即辨证论治。很多学者先假定了辨证论治的公理地位，然后在《伤寒论》中寻找理论依据，于是"随症治之"便被选中，并命名为"随证治之"。

如果辨证论治不再拥有公理的地位，那么对"随证治之"的误解便容易得到纠正。如果能确定古人并没有本质、概括等意义的"证"的概念，我们就应该采用还原古人本义的文字。

只有还原了古人文章中的关键文字，我们才有可能更准确地理解古人所要表达的涵义。有学者认为，文字的问题，不必太认真，只要在当今中医界达成共识，相互讨论时可以互相明白对方在说什么就可以了。问题是中医历来强调"读经典"，读经典首先要做的是读懂经典，文字的古今变迁如果影响到对原文的理解就需要引起格外重视。我们首先要关注的不是今人之间的交流，而是与古人之间的交流。《论语》曰："必也正名……名不正则言不顺……君子于其言，无所苟而已矣。"关于"证"的"正名"问题，不可忽视。

当前，如何评价辨证论治的历史功过需要另当别论，我们可以直接去做的就是在读古书时见到"证"可以直接改为"症"。"随证治之"出现于汉代的《伤寒论》中，直接统一为"随症治之"，当不存在异议。

2 "随症治之"是针对"坏病"的应急对症治疗，并非《伤寒论》主流

《伤寒论》是将中医理法和经验方药成功结合的奠基之作，所以对中医临床影响深远，可以说是中医临床的源头和范例。

很多学者在提出自己观点的时候，都会在《伤寒论》中找依据。不过在更早的时候就有学者提醒，"各取所需"、断章取义式的学习并不利于中医经典的传承，当前应该做的是"寻找本意读伤寒"的工作，尽量还原本意然后从中挖掘仲景的思想，那才是真正的善学者。

谈到"随症治之"，先不要谈它的意义如何大。而应该首先将之还原到仲景的文字中，先弄明白仲景的本意，在这个前提下，再去"兼听则明"。

《伤寒论》中，关于"随症治之"的直接表达和类似表达有两处：

一处为第16条：太阳病三日，已发汗，若吐、若下、若温针，仍不解者，此为坏病，桂枝不中与之也。观其脉症，知犯何逆，随症治之。

另一处为第 267 条：若已吐、下、发汗、温针，谵语，柴胡汤证罢，此为坏病。知犯何逆，以法治之。

将此两条合参，我们可以容易地得出：汗、吐、下、温针等治疗后，病不解者为"坏病"，不能再用本该使用的治法使用桂枝汤、柴胡汤。该怎么办呢？应该找到治疗错误的"逆"处，做对症的处理。"汗、吐、下、温针"与"坏病""逆""（随症）治之"是紧密联系在一起的，不能割裂开来看。"随症治之"只是针对原则性顾及不到、需要灵活处理的、针对"坏病"的对症治疗，不能将它人为地抬高，成为"论治一切疾病的总方法"。

除了"随症治之"的对症治疗。《伤寒论》中还有哪些治疗方法呢？

①不厌其烦的日数表述，以及整齐划一的"欲解时"所昭示的是时空统一的中医基本原理（六经为病位，时间和空间通过中医"人与天地相应"的系统观念，统一为一个整体，于是出现了中医的时间医学）。根据这种原理的治疗，是以人为本、奉天承运的从理治疗，很多情况可以不用药。

②第 49 条曰"表里实，津液自和，便自汗出愈"。第 58 条曰"阴阳自和者，必自愈"。第 59 条曰"勿治之，得……必自愈"。第 71 条曰"欲得饮水者，少少与饮之，令胃气和则愈"。第 93 条曰"表里俱虚，其人因致冒，冒家汗出自愈"。第 145 条曰"此为热入血室，无犯胃气及上二焦，必自愈"。第 341 条曰"厥少热多者，其病当愈"。第 376 条曰"……不可治呕，脓尽自愈"。第 398 条曰"病新差，人强与谷……损谷则愈"。《伤寒论》中如此众多的"愈"的表述提示的是可以不用药"候气来复"的自愈，以及用药要不伤人体、为自愈扫清障碍、提供条件的健康治疗。

③《伤寒论》中讲"不知病源，为治乃误"。《伤寒论》序中讲"平脉辨症……见病知源"。这两个"源"能告诉我们什么呢？是针对病因病机的综合治疗，与对症用方用药治疗有天壤之别。

以上三点，只是初探，一定有很多不全面、不准确的地方，但是中医的精髓已经有所体现，这些才是中医的主流。不识病，只求方，为"执方欲加"者，为寻找"方剂的使用证据"者，追求的是下医之道。中医祖先对后人有治未病之病、欲病之病的更高层次的要求，《伤寒论》中已经做了很多明示。只要我们放下固执，便会看到一个更广阔的伤寒理法世界、便会更多地关注人、关注人为什么得病及如何可以不得病。仝小林教授讲过一句话："对疾病认识和把握的程度，决定了疗效。"将关注的重点从方药上移开，落实到人和病上，笔者非常赞同。

了解西医的历史，可以更好地思考中医

公元前 500 年左右，中国、印度、希腊、巴勒斯坦、伊朗等地区几乎同时进入了社会变革、巨人辈出的时代。许多东西方文化学者提出：在几千年的世界历史中，存在着一个影响深远的轴心时代，指的就是这个时候。其中，希腊的文明虽然中途有过千年的失落，但通过文艺复兴，导致了近代科学的产生，成为西方文明的源头。

希腊文明的轴心时代诞生了西医学的标志性著作和人物——古希腊的《希波克拉底全集》与古罗马的盖伦。

据医史学家的考证，希波克拉底本人与原子论的提出者德谟克利特是好友，但《希波克拉底全集》并未采用原子论，而是采用了地、水、火、风"四大"理论作为医学的哲学基础，以黄胆汁、黑胆汁、血液、黏液"四体液"学说作为生理、病理基础。这是一种宏观的哲学方法，这与《内经》中的阴阳五行、天人合一、气血津精的理论异曲同工，都属于自然哲学。希腊医生认为人体得病是"四体液"平衡失调所致，纠正失衡的方法有服药、吸罐、放血、海水浴、日光浴等，目的是调动人体的自然疗能，以恢复身体的平衡。这些都与目前中医的观点相似。

盖伦一方面是一个临床家，曾使用几百种药物治病，他的理论仍然是沿用希波克拉底的"四体液"学说作为医学理论基础，仍然是用传统的药物治病，还特别擅长配方；另一方面，他对解剖表现出很大的兴趣，自称从大象到苍蝇，无一不是他的刀下过客，但事实证明，他恰恰没有进行过人体解剖。

《希波克拉底全集》的理论基础比较薄弱，盖伦的学说则存在人体解剖学方面的漏洞，两者没有形成一个严密的学说体系，在统治了西方医学近千年之后，最终被近代医学所否定。

1543 年，意大利一位 29 岁的解剖学教授维萨里出版了《人体之构造》这部鸿篇巨著。《人体之构造》一书改正盖伦的解剖错误多达 200 余处，以 600 余幅出自名匠之手的解剖图谱令世人叹为观止。西医学从此摒弃了自然哲学的方法论，与自己的古典传统彻底决裂，将学科重新构建在人体解剖的基础之上，与近代科学同步，开始了近代医学的历程。

但维萨里的解剖学成就并没有应用到临床上。

1628 年，英国医生哈维发表了《心血运行论》，将数学与实验这些近代科学的研究方法成功地引进医学生理学研究，发现了血液循环。

1761 年，意大利解剖学教授莫干尼发表了《论疾病的位置与原因》，提出从形态学上寻找疾病的原因。但这种思维方法的真正影响不是在当时，而是在 200 多年之后的今天。

18 世纪的西医学界实际情况如何呢？西医的主要理论仍然是希波克拉底"四体液"学说，治疗的手段和使用的药物仍然是欧洲古代的传统方法。荷兰的莱顿大学医学院是当时欧洲最著名的医学中心，学院的布尔哈夫医生被称为"全欧洲医生的总导师"。据医学史的记载，任何一个人只要在信封上写"欧洲第一位内科学者收"，就可以把信送到他手中。那时欧洲各国的医生都为能够争取去莱顿大学医学院进修、得到布尔哈夫的亲自指点而倍感荣幸。北京大学"医学史研究中心"的甄橙博士是这样介绍布尔哈夫的："他是希波克拉底学派最忠实的信徒。在 18 世纪众多没有临床应用价值的医学理论畅行的时代，布尔哈夫为不知所措的习医者燃起了一盏明灯。他主张医学应以病人为中心，寻找对病人最有价值的治疗方法。他认为医学的基本目的在于治病救人，他的行医原则是一切远离病人床旁的理论都必须停止。他的讲课方式和写作形式完全接受希波克拉底的教诲，以简练的格言概括有价值的观察和治疗。他对于健康现象与疾病现象客观而冷静的思考，是希波克拉底精神的真正体现。" 18 世纪这位伟大医生的教导，在今天读来，仍然让人倍感亲切！对于目前许多西医临床医生过分依赖仪器检测，忽略对病人的关心和对疾病现象的观察与思考的现实情况，布尔哈夫的观点仍不失为金玉良言。

真正的近代西医学的兴起应该始于 19 世纪下半叶，距今只有 100 多年。标志有两点：第一，是方法论的改变，即借助于显微镜，将微观的方法运用于西医。开始是用于一般的生理、病理学研究，后来随着现代科学技术的进步，越来越多地用于精密的外科手术和检测技术。第二，是药物的改变，即大规模工业生产的化学合成药物取代了原生态的药物。

19 世纪下半叶，在显微镜下发现了病原微生物。对于以治病为宗旨的医学来说，在显微镜下看到了致病的微生物是一件极其令人兴奋的事情。1882 年，当人们在显微镜下看到结核杆菌时，没有人不为用微观的方法取得的重大突破欢呼雀跃。结核病是历史上危害人类的最严重的传染病之一，据统计，19 世纪全世界 1/7 的人患有结核病，终于在显微镜下找到"元凶"，这是微观方法在寻找病因方面不可替代的成就。

接下来是药物上的成就：1909 年，从一种染料中研究出可以杀死螺旋体的药物，治疗梅毒有效，取名为"606"，这是西医运用化学疗法在治疗由病原微生物引起的疾病方面的第一个重大胜利；接着，德国的杜马克从染料中提炼出磺胺药"百浪多息"，具有广泛的抗菌作用；更大的惊喜是来自弗莱明，他无意中发现青霉菌的分泌物有杀死细菌的作用，制成青霉素，在第二次世界大战中功劳显赫，挽救了无数被细菌感染的伤病员的生命，同时开辟了"可以利用一种细菌去杀死另外一种细菌"的全新的药物研制思维；再接下来是杀死结核杆菌的"特效药"链霉素，接踵而来的是氯霉素、金霉素、土霉素、四环素等抗生素的发明，虽然西药三大类药物中，维生素、激素的发明同样有着许多感人至深的故事，但与抗生素相比，它们都会黯然失色。

抗生素之所以在近代西医界有这样的地位，是因为在 20 世纪前 10 年，西医界的权威们认为较有价值的药物只有 10 种，不足以形成针对疾病的"对抗疗法"。直到抗生素这个家族拥有上百名成员的时候，配合外科手术，"对抗疗法"在西医界才形成一种共识，具有压倒一切的优势。也直到这个时候，1761 年莫干尼提出的寻找"疾病的位置和原因"的见解才借助于现代科学仪器的进步成为西医临床的基本思维方法。

20 世纪大量涌现的医学成果，无不与微观的方法和现代科学技术的结合有关，20 世纪上半叶发现基因的双螺旋结构，20 世纪末则绘制出人类基因图谱，高度精密的人体检测仪器，显微外科手术，器官移植，遗传工程，等等，这些都是依靠微观的方法论与现代科学的进步相结合所取得的医学成就。医学进入到分子研究水平，随着人类基因组的陆续破译，一些疑难疾病的诊断、治疗有望获得新的突破；化学合成药物时代开始走出历史舞台，生物制剂将成为主要的药物。

目前，西医最辉煌的成就主要还是集中在外科手术和检测技术。与之形成强烈反差的是西医内科和内服的西药。对已经检查出来的许多病（当然不是所有的病），要么无药可治，要么药物的毒副作用很大，旧病未好，新病又起；还有相当多的病，用最高端精密的仪器也查不出原因，更找不到合适的治疗方法。仅仅是西医认定而一般百姓并不熟悉的"临床综合征"目前就已经达到近3000种，其中，一小部分可以用手术解决，大部分缺乏有效的治疗药物，因为大部分找不到确切的病因，只能用患者特定的临床体征或发现者的名字予以命名。也就是说：找到了一个人为命名的病名，对于治疗却茫然不知所措。

实事求是地说，除了手术之外，现代医学在药物治疗上取得真正的突破其实只有半个多世纪，主要是使用了维生素、激素和抗生素。磺胺药和青霉素的制成被认为是现代医学开始的里程碑，20世纪被称为化学合成药物时代，一系列抗生素的发明使得许多过去死亡率极高的传染病、感染性疾病得以控制和治愈，人类的平均寿命猛增20多岁，这是史无前例的伟大成果。

但是当人们正在欢庆近代西医学的胜利的时候，1980年，美国发现了第一例艾滋病（获得性免疫缺陷综合征，下同），如今艾滋病的蔓延几乎呈现出不可阻挡之势。而30余种新老传染病的肆虐，使联合国卫生组织不得不在1997年世界卫生日发出"正在出现传染病，全球警惕，全球应战"的警讯。抗生素在开始阶段对细菌确实有强大的杀伤力，然而，几十年过去后，效果却越来越差，副作用越来越大，有效期越来越短。人类只好不断地发明各种新的抗生素，从而导致价格越来越昂贵。细菌通过遗传变异，拧着劲儿同医生对着干，西医学开始了与病菌的竞赛……还有病毒，疯牛病一来，禽流感一来，乙肝病人大量出现，特别是2003年的SARS（传染性非典型肺炎）的突发，人类才知道原来西医学还根本没有找到对抗病毒或者说治疗病毒性疾病的真正有效的方法。

人类早就心存疑问：医学到底怎么了？出了什么毛病？于是有了20

181

世纪末的《医学目的再审查》。据说，被化学合成药物折腾得早已失去耐性的法国人早在 20 世纪 80 年代就发出这样的呼声："回到希波克拉底那里去！"他们向往过去用天然药物治疗的时代。

（此篇内容整理自彭坚《我是铁杆中医》一书。）

（二）静悟人体

阴在下，阳之守也

《灵枢·阴阳系日月》曰："天为阳，地为阴，腰以上为天，腰以下为地，腰以上者为阳，腰以下者为阴。"

《素问·阴阳应象大论》曰："……天地者，万物之上下也……阴在内，阳之守也；阳在外，阴之使也。"

天为阳、地为阴，提示万物都可以上下论阴阳。落实到人体，有两种分法：一为以腰为界，腰以上为阳，腰以下为阴；一为以中焦脾胃为界，上为阳，下为阴。这是笔者的第一层感悟。

天地者，万物之上下。阴是阳的基础和根本，也就是说，可以认为，下是上的基础和根本。没有阴，阳的体现会有失偏颇；没有对于下的关注，上的功能便不可能完全正常而持久。这是笔者的第二层感悟。下面介绍一病例以说明之。

某女，35 岁，人流术后 1 个月，精神差。在上的症状有头汗出、失眠、梅核气；在下的症状有少腹胀、月经量少、便秘、四肢冷尤以小腿前面为重。双手脉细弦，舌淡苔薄边有齿痕。笔者判断其为上有郁热，但上有郁热的根源在于下部不通。治温通下肢和下焦为主，兼顾便秘和梅核气症状之急，选方以暖肝煎、四神煎为主，药用：肉桂 12g，小茴香 12g，降香 12g，当归 12g，乌药 12g，茯苓 12g，枸杞子 12g，生姜 12g，石斛 50g，丹参 30g，川牛膝 12g，元明粉 5g，枳实 10g，厚朴 10g，生大黄 6g，制附子 3g，细辛 3g，代赭石 15g，以此方为主加减服用 1 个月。同时要求患者关注小腿前面热否、少腹热否。1 个月后，各方面症状均减轻，患者自觉身体变热，并且变得强壮。

在推广"广汗法"时，发现很多患者会有类似"但头汗出"的情况，而治疗这种上部汗多的病症，大法就是强调下部，特别是小腿前面的持续发热、微似有汗。银屑病患者中这类情况也不少见，笔者除了应用四神煎、暖肝煎、四味健步汤、活络效灵丹、桂枝加附子汤等方外，还强调小腿的保暖和锻炼。

三阳易治三阴难

《医学入门·痈疽总论》有"三阳易治三阴难"一语，专从经络循行部位考量。笔者学习《伤寒论》偶有一得，亦为"三阳易治三阴难"，然与彼不可同日而语。

仲景昔日"勤求古训"，而著《伤寒论》。古训当中有《素问·阴阳应象大论》之"善治者治皮毛，其次治肌肉，其次治经脉，其次治六腑，其次治五脏，治五脏者，半死半生也"一句。《伤寒论》中"三阳""三阴"至今众说纷纭，笔者参考《素问》之意，以外邪入侵之病程阶段解之，颇能说明一些临床问题。此病程参考了时间，如"日传一经"；也参考了空间，如涉及经络区域的病变。但更重要的是依据外邪由浅入深的步骤：气血不畅（正邪之争的战场）初在太阳皮毛，善治者顺正气抗邪之势迅速结束战斗，不善治者或者贻误战机，或者不识机体抗邪之势误治，导致病变向深进展。

"邪风之至，疾如风雨"，不识病，不识势，不懂得调整人体的正气使之有序，则病位渐深。由皮毛而肌肉，由肌肉而经脉，由经脉而六腑，最后入五脏。未入五脏者以腑病为主，相对容易治疗，迁延入五脏者，"半死半生也"。为了给病程系统归类，仲景采用了"三阳""三阴"命名（"三阳""三阴"归类在古代是极普遍的现象，据《黄帝内经释难》转引王玉川先生考察，中医古籍里有 29 种序次不同的三阴三阳）。

"三阳"多腑病，"三阴"多脏病。《难经正义》言："以脏病深，腑病浅，分其难易耳。"即三阳易治、三阴难治之意。不过此为系统归类的概括，只言大概，不可绝对化，故《难经正义》又云："然亦不可拘。"

三阳易治、三阴难治，病变深浅是一方面，但还有更重要的原因。

183

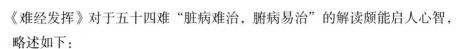

《难经发挥》对于五十四难"脏病难治，腑病易治"的解读颇能启人心智，略述如下：

脏病何以难治？这是五脏生理特征及功能决定的。一则人以五脏为本，《素问·六节藏象论》云"心者生之本""肺者气之本""脾胃者仓廪之本""肝者罢极之本""肾者封藏之本"。五脏发病，生命之根本受到动摇，故"难治"。二则五脏藏神，《素问·宣明五气》说："心藏神，肺藏魄，肝藏魂，脾藏意，肾藏志。"《灵枢·本脏》也说："五脏者，所以藏精、神、血、气、魂、魄者也。"五脏有病，会损及五神，五神之病药力难及，故"难治"。三则五脏的特征是"满"，《素问·五脏别论》说："五脏者，藏精气而不泻也，故满而不能实。"五脏贮藏精微，是维持生命活动的基本物质。五脏有病，精微匮乏，就会产生种种虚证，虚证调补非短时间能纠正，故"难治"。

腑病易治，是因为六腑"实而不满"，以通为顺，生理上是完成消化、吸收和排泄的。病理上多实，治疗上只要使之通，就可使功能得以恢复，因此在治疗上较五脏病证要容易治疗得多。

柯韵伯《伤寒论翼》中有一段话也可以帮助我们更好地理解"三阳""三阴"治疗中的不同："小柴胡为少阳主方，乌梅丸为厥阴主方……阴阳异位，阳宜升发，故主以柴胡；阴宜收降，故主以乌梅。阳主热，故重用寒凉；阴主寒，故重用辛热。阳以动为用，故汤以荡之，其证变幻不常，故柴胡有加减法；阴以静为体，故丸以缓之，其证有定局，故乌梅无加减法也。"这段话从宜升与宜降、重用寒凉与重用辛热、汤以荡之多加减法与丸以缓之无加减法三个方面，点明了厥阴、少阳治疗的不同。

我们也可以粗略地把三阳看作是一种功能上的短暂失调，而把三阴当作是一种相对稳定的病态体质。总之，三阳易治三阴难，医者切不可将三阳治成三阴，错治不如不治。

痤疮辨治宜首分阴阳

痤疮，中医称为"肺风粉刺""酒刺""面疱"等，好发于面部。初期为皮色丘疹，白头或黑头粉刺，脓疱，后期可出现结节、囊肿、毛孔粗大、瘢痕及色素沉着，严重影响容貌。中医方法多从热论治，笔者临床所见，求治患者中以热为主者并不多，故遵《内经》"察色按脉先别阴阳"之旨，主张辨治痤疮应首分阴阳。

现今中医临床受唐代以后论说影响较多，具体到痤疮，文献中如此说:《外科正宗·肺风粉刺酒齄鼻第八十一》曰:"粉刺属肺，齄鼻属脾，总皆血热郁滞不能散……内服枇杷叶丸、黄芩清肺饮。"《外科大成·肺风酒刺》曰:"肺风由肺经血热郁滞不行而生酒刺也。"《医宗金鉴·外科心法要诀》曰:"此证由肺经血热而成。每发于鼻，起碎疙瘩，形如黍屑，色赤肿痛，破出白粉汁，日久皆成白屑，形如黍米白屑。宜内服枇杷清肺饮，外敷颠倒散，缓缓自收功也。"但在众多的"血热"说中也不乏独特的观点，如《外科启玄》曰:"肺气不清，受风而成，或冷水洗面，热血凝结而成。"此说与《素问·生气通天论》之"汗出见湿，乃生痤……劳汗当风，寒薄为皶，郁乃痤"颇有渊源。

汉代及汉代以前的中医学对于寒凉致病是非常重视的，而随着时代气候的变迁和医家的矫枉过正，唐代及唐代以后的中医学对于温热致病越来越重视。这是我们在参考浩如烟海的中医文献资料时必须明了的学科变迁背景。如何以古老中医学应对当今的临床问题呢? 笔者以为有两个原则，一是参天地之变、古今之说;二是以见症为准，不可固执定见。

痤疮的中医阴阳辨证与西方皮肤病学对痤疮的分级极为合拍。西方常用的两种痤疮分级方法为 Pillsbury 法和 Gollnick（1998）法。两种方法均把痤疮依病情严重程度分为四级，分别为Ⅰ度、Ⅱ度、Ⅲ度、Ⅳ度和轻度、中度、重度、很严重。笔者将以上两种分级法给予阴阳归类，发现 Pillsbury 法中的Ⅰ度、Ⅱ度与Ⅲ度、Ⅳ度的分别在病变部位的深浅，如Ⅱ度仅为浅在性脓疱，Ⅲ度则出现深在性炎症性皮疹;Gollnick 法以皮损的形态为分级依据，轻度、中度仅有粉刺和丘疹脓疱，而重度、很严重则出现了结节、囊肿窦道和瘢痕。顺理成章，笔者简单将病位浅的，皮损以没有显著郁结的粉刺和丘疹脓疱为主的痤疮辨为阳证痤疮;而将病位深在，皮损以有显著郁结的结节、囊肿窦道和瘢痕为主的痤疮辨为阴证痤疮。

其实在前面提到的痤疮中医文献中也多数提到了痤疮形成有"阴"的一面。《素问》中说"郁乃痤";《外科正宗》中说"血热郁滞不能散";《外科大成》中说"肺经血热郁滞不行";《外科启玄》中说"热血凝结而成"。

其中提到的"郁""郁滞""凝结"都是不通之意，即笔者所谓的"阴证"之意。但可惜的是，到了对后世影响极大的《医宗金鉴》，便只剩下"阳证"。"此证由肺经血热而成"之说把痤疮成因中非常重要的"阴"的一面挡在了后世医患的视野之外。

辨别痤疮成因中"郁"和"热"何者为重，绝非纸上谈兵，其直接关系到治疗的方向选择问题。Ⅰ度痤疮以粉刺为主，多热重而郁轻；Ⅱ度痤疮以表浅的炎症为主，表现为红肿热痛，热毒重，但不能忽略郁；Ⅲ度痤疮病位转深，以出现结节为特征，外观上有时反而不及Ⅱ度炎症明显，但治疗时要化掉已经成形的结节（《内经》云"阳化气阴成形"）要比治疗Ⅱ度痤疮付出更多的时间和耐心，治疗不可只想到清热，要更多地想到开郁散结，用到温通药物的几率也要多很多；Ⅳ度痤疮为集痤疮皮损类型之大成者，也称聚合性痤疮，以出现囊肿和瘢痕为特征，病位深在，治疗时温清消补均可用到，特别要提到的是对于气滞、血瘀、痰凝俱结为毒的Ⅳ度痤疮，会常常用到炮甲珠、全蝎等虫类药，用以走窜开郁。

历代文献中推崇的枇杷清肺饮只适用于Ⅰ度痤疮，但因Ⅰ度痤疮就医的患者比例极小，故其用武之地很少。Ⅰ度痤疮患者更多会自行选购一些外用的药物和化妆品。需要提醒患者的是不要以控制出油为治疗目的。皮肤的油腻状态是身体整体状况的局部反映，以外用药物控制出油，只会导致越控越油的局面出现。如果有方便选购的枇杷清肺饮中成药出现，将是Ⅰ度痤疮患者的福音。

Ⅱ度痤疮笔者多用温酒送服防风通圣丸治疗，或者以五味消毒饮酒水各半煎服，以药后微汗得效最捷。历代文献中提到的外用药颠倒散对于局部炎性痤疮疗效非凡，可以根据局部皮损干湿状态不同选用香油调、茶水调、酒调、醋调等。可惜如今市面上买不到颠倒散的成药。

Ⅲ度痤疮笔者多以桂枝茯苓丸与保和丸配合服用，舌脉无明显热象可用温酒送服。桂枝茯苓丸以桂枝名方，药性偏温，如果没有对于痤疮阴证的清晰认识，医者怕不敢用此方。阳证易治阴证难，Ⅲ度与Ⅳ度痤疮均为阴证，医者与患者要达成共识，治疗须有耐心和定力，不可急于求成，否则欲速则不达。

Ⅳ度痤疮与体质关系更密切。针对皮损笔者多采用赵炳南全虫方、仙方活命饮、大黄䗪虫丸等加减，而针对体质则只能圆机活法，因其为阴证，故无论如何辨治，当不忘温通。笔者 7 年前曾治疗一 20 岁女性，痤疮反复数年，阳证之状已无，诊时面部远观无皮损，然以手触之却如老树之皮，弹性全无。其人口干而不能饮，饮则立溲，舌脉无热象，以肾气丸及五苓散方为主治疗，4 个月而愈，下焦气化及面部弹性均恢复。数年后随访，身体健康，皮损未再发作。

以上提到的都是根据痤疮的皮损为主大致的辨治情况，旨在提醒医者不可忽略阴证痤疮。痤疮治疗绝非如此简单，越是难治的患者越需要机体整体状态的支持，简单易治的可以更多依赖疾病辨证、皮损辨证，而复杂难治的与体质、饮食、睡眠、月经、情绪和工作节律等均有关系，脱离中医的四诊合参将寸步难行。

（三）还原《伤寒论》

《伤寒论》"心中懊侬"分析

《伤寒论》通行本 398 条中有 6 条出现了"心中懊侬"，分别为：第 76 条、第 134 条、第 199 条、第 221 条、第 228 条、第 238 条。经过对此 6 条反复揣摩发现，"心中懊侬"当指胃中较严重的不适感，与心无关。如果此结论成立，那么从这点出发，我们有理由怀疑《伤寒论》中的"烦""心烦"多是指胃而非指心（"烦"在条文中很多时候是指"懊侬"的轻症阶段）；也有理由揣测栀子豉汤是治疗"胃"的一类方剂，而并非催吐方。

将上述 6 条条文主干化后可得：

第 76 条曰："……发汗、吐、下后，虚烦不得眠，若剧者……心中懊侬，栀子豉汤主之……"

第 134 条曰："太阳病，脉浮而动数……头痛发热，微盗汗出，而反恶寒者，表未解也。医反下之……膈内拒痛、胃中空虚，客气动膈，短气躁烦，心中懊侬……则为结胸，大陷胸汤主之；若不结胸，但头汗出，余处无汗，剂颈而还，小便不利，身必发黄……"

第199条曰："阳明病，无汗，小便不利，心中懊恼者，身必发黄。"

第221条曰："阳明病，脉浮而紧……发热汗出，不恶寒反恶热……若下之，则胃中空虚，客气动膈，心中懊恼，舌上苔者，栀子豉汤主之。"

第228条曰："阳明病，下之……不结胸，心中懊恼，饥不能食，但头汗出者，栀子豉汤主之。"

第238条曰："阳明病，下之，心中懊恼而烦，胃中有燥屎者，可攻……宜大承气汤。"

6条中，有3条"心中懊恼"与"胃"并提：2条是"胃中空虚"；1条是"胃中有燥屎"。而另1条与"心中懊恼"连接的是"饥不能食"。

6条中，有4条明言"阳明病"，阳明病提纲条文即已明言"胃家"；另外2条，1条是"发汗、吐、下后"的坏病，还有1条是不典型太阳病"医反下之"。

6条中，明文提到"下之"后得的有4条，还有1条是"发汗、吐、下后"。下法最容易伤到的似乎是"胃"而不是"心"。

如果将第199条的主方假定为茵陈蒿汤的话，这6条中将有3条与大黄有关，分别为：大结胸汤、大承气汤和茵陈蒿汤。有4条与栀子有关，分别为：栀子豉汤和茵陈蒿汤。无论是"发黄""结胸"和"燥屎""胃中空虚"，与"心"相比较的话，似乎都要与"胃"联系更紧密一些。大黄"调中"（语出《神农本草经》），治疗"胃家"无疑，那么栀子是否是治疗"胃家"的另一类主药呢？

"心中懊恼"讲的是"胃"，还有一个有力的佐证是"懊恼如饥"，此语见于《伤寒论》《金匮玉函经》和《脉经》三本书的"不可发汗"篇中。饥的只有胃，那么"如饥"的"懊恼"也应该是说胃的。

将以上这些联系起来看，这6条都在讲述以"胃"为中心的气血结聚——原因或为热与水结，或者湿热结聚，或者单纯的热郁而结，用药后得效的标志或为汗、吐，或大便通、小便利，并不一定可以料定会出现哪种反应。治疗只为疏解结聚，条达气血，至于邪气会随着正气的排邪趋势从哪里出来，并非可以料定的。这就是第76条"水药不得入口……吐下不止"而用药后还以"得吐"为见效标志的原因。

栀子豉汤类方几乎都以"得吐"为见效标志，但是枳实栀子汤方后却云："温，分再服，覆令微似汗。若有宿食者，内大黄如博棋子五六枚，服之愈。"从方药组成上看，枳实栀子汤应该归入栀子豉汤类方。枳实栀子汤提示的是汗、下为得效标志，而其他栀子豉汤类提示的是吐，这是否是合起来提示——"用药只在开邪结，邪之所出要看人"呢？

附：文中涉及《伤寒论》6条原文：

第76条：发汗后，水药不得入口为逆，若更发汗，必吐下不止。发汗、吐、下后，虚烦不得眠，若剧者，必反复颠倒，心中懊恼，栀子豉汤主之；若少气者，栀子甘草豉汤主之；若呕者，栀子生姜豉汤主之。

第134条：太阳病，脉浮而动数，浮则为风，数则为热，动则为痛，数则为虚，头痛发热，微盗汗出，而反恶寒者，表未解也。医反下之，动数变迟，膈内拒痛一云头痛即眩，胃中空虚，客气动膈，短气躁烦，心中懊恼，阳气内陷，心下因硬，则为结胸，大陷胸汤主之。若不结胸，但头汗出，余处无汗，剂颈而还，小便不利，身必发黄。大陷胸汤。

第199条：阳明病，无汗，小便不利，心中懊恼者，身必发黄。

第221条：阳明病，脉浮而紧，咽燥口苦，腹满而喘，发热汗出，不恶寒反恶热，身重。若发汗则躁，心愦愦公对切反谵语。若加温针，必怵惕、烦躁不得眠。若下之，则胃中空虚，客气动膈，心中懊恼，舌上苔者，栀子豉汤主之。

第228条：阳明病，下之，其外有热，手足温，不结胸，心中懊恼，饥不能食，但头汗出者，栀子豉汤主之。

第238条：阳明病，下之，心中懊恼而烦；胃中有燥屎者，可攻；腹微满，初头硬，后必溏，不可攻之。若有燥屎者，宜大承气汤。

《伤寒论》第53条桂枝汤作用为"和卫"

《伤寒论》第53条曰："病常自汗出者，此为荣气和，荣气和者外不谐，以卫气不共荣气谐和故尔。以荣行脉中，卫行脉外。复发其汗，荣卫和则愈，宜桂枝汤。"读至"荣气和者外不谐"时总觉不顺，"荣气和"是说荣气没有问题，"荣气和者"就会出现"外不谐"吗？此条文要告诉我们的是"荣气"还是"卫气"出现了问题呢？这些问题直接关系到桂枝汤

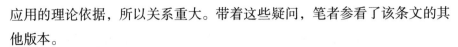

应用的理论依据，所以关系重大。带着这些疑问，笔者参看了该条文的其他版本。

《脉经·病可发汗证》曰："病常自汗出，此为荣气和，荣气和而外不解，此卫不和也。荣行脉中，为阴主内；卫行脉外，为阳主外。复发其汗，卫和则愈，属桂枝汤证。"

《金匮玉函经·辨太阳病形证治上》曰："病常自汗出者，此为营气和，卫气不和故也。营行脉中，为阴主内；卫行脉外，为阳主外。复发其汗，卫和则愈，宜桂枝汤。"

《千金翼方·太阳病用桂枝汤法》曰："病常自汗出，此为荣气和，卫气不和故也。荣行脉中，卫行脉外。复发其汗，卫和则愈，宜桂枝汤。"

《太平圣惠方·辨太阳病形证》曰："太阳病，自汗出，此为荣气和，卫气不和。荣行脉中，卫行脉外，复发其汗，表和即愈，宜桂枝汤。"

其他四个版本和通行本的不同主要集中在两点：一是其他版本把"自汗出"的原因直接归结到了"卫气不和"，而不是像通行本中更多地提到了"荣气"和"卫气不共荣气谐和"；二是对于"复发其汗……宜桂枝汤"的原理其他版本明确指出是"卫和则愈"，而不是如通行本中的"荣卫和则愈"。

我们在这里分析多版本不同处的目的不是讨论文字，而是分析仲景的诊疗心法，希望"名正而言顺"，让临床工作者更好地学习条文传达的仲景的医学理论和实践。对于经过辗转传承到现在的仲景的文字，笔者向来的主张是"勿滞仲景纸上语"，要神悟"仲景言外之意"（俱出张从正《儒门事亲·卷九·杂记九门》）。但是不"滞仲景纸上语"不是将条文按照己意，随意地修剪、挪移，那样很难在中医界取得共识，很难形成研究《伤寒论》的合力。在这种情况下，《伤寒论》的多版本研究——在版本对比中找到尽可能符合仲景本意的文字表达，不失为一良法。

回到第53条，经过多版本对勘，我们可以认为此条要表达的医理是："常自汗出"的原因在"卫气不和"，治疗的重点在用桂枝汤使"卫和"。如果这种推理是正确的话，那么我们通常所说的桂枝汤"调和荣卫"的认识便有待商榷。

第53条的"荣气和"似乎应该与第54条的"脏无他病"意义类似，

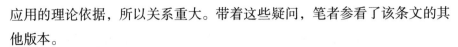

是仲景在表述时提供的一个阴性前提，提示后人"荣气和""脏无他病"的时候出现"自汗出"才可以考虑单用桂枝汤。此文仅为初探，不妥之处，敬请同道指正。

附：荣卫的问题是中医理论中的一个疑点，笔者以下提供涉及"荣""卫"的通行本 398 条《伤寒论》中的条文，与同道共同探讨：

第 50 条曰："脉浮紧者，法当身疼痛，宜以汗解之。假令尺中迟者，不可发汗。何以知然？以荣气不足，血少故也。"出现"荣"1 次，无方，提示荣气没有不足才可汗。

第 53 条：见本文。出现"荣"5 次，出现"卫"3 次，用桂枝汤。

第 54 条曰："病人脏无他病，时发热自汗出而不愈者，此卫气不和也，先其时发汗则愈，宜桂枝汤。"出现"卫"1 次，用桂枝汤。

第 95 条曰："太阳病，发热汗出者，此为荣弱卫强，故使汗出，欲救邪风者，宜桂枝汤。"出现"荣"1 次，出现"卫"1 次，用桂枝汤。

另：在《金匮要略》及"辨脉法""平脉法""伤寒例"中"荣""卫"出现次数较多，研究"荣""卫"问题时不可忽视。

《伤寒论》第 273 条"自利益甚"初步分析

《伤寒论》第 273 条曰："太阴之为病，腹满而吐，食不下，自利益甚，时腹自痛。若下之，必胸下结硬。"每次读"自利益甚"时总觉不妥，何谓"益甚"？不就是"更厉害了"吗？和什么比较更厉害了呢？没有什么前提，直接说更厉害了，不合文理，也不合常理。

如果本条文中，或者本条文前后给出一个前提，比如汗吐下后"自利益甚"，比如形寒饮冷"自利益甚"，这样才说得通。但第 273 条是《伤寒论》太阴病的第 1 条，并且其后的条文也没有什么明示或者暗示。

笔者一贯主张不可以辞害意，不做随文附释，读经典要读的是理，而不是强为古文字作解（因为我们现在看到的文字不一定是古人的原文，退一步讲，是古人的原文也不见得一定全部正确）。有疑问的时候存疑待考可以，但不可囫囵放过。于是"自利益甚"作为一个"存疑待考"的结留了下来。

之后读文献，《脉经·病不可下证》曰："太阴之为病，腹满而吐，食不下，下之益甚，腹时自痛，胸下结坚。"《千金翼方·太阴病状》曰："太阴之为病，腹满，吐，食不下，下之益甚，时腹自痛，胸下坚结。"《太平圣惠方·辨太阴病形证》曰："伤寒四日，太阴受病，腹满吐食，下之益甚，时时腹痛，心胸坚满。"《太平圣惠方·辨不可下形证》曰："太阴病，其人腹满吐食，不可下，下之益甚。"用李心机教授的"让《伤寒论》自己诠释自己"的思路，我们找到了"自利益甚"疑点的阶段性答案。

以上《伤寒论》别本中，都不是"自利"与"益甚"相连，而是"下之益甚"。

只有《金匮玉函经》和目前《伤寒论》通行本中是"自利"与"益甚"相连。《金匮玉函经》中"辨太阴病形证治"篇、"辨不可下病形证治"篇与目前《伤寒论》通行本中此条只有句尾"结硬"和"痞坚"不同，其余完全一致，为"太阴之为病，腹满而吐，食不下，自利益甚，时腹自痛，若下之，必胸下痞坚"。

通过各版本中本条文的对比，我们可以发现古圣先贤的原意传承之不易。每个版本的文字、句读都不尽相同，从字里行间我们可以看到历史的沧桑、斑驳，这也对我们提出要求，穿越文字的表面，去领会中医经典的核心思想，这才对得起祖先。而要下这些工夫，首先要求我们不能浮躁，不能急，需要有时间闭着眼睛、静下心去品味，去意会岐黄、仲景。

目前《伤寒论》通行本中"辨不可下病脉证并治第二十"比太阴篇中少一个"若"字，为"太阴之为病，腹满而吐，食不下，自利益甚，时腹自痛，下之，必胸下结硬"。可否把"下之"的位置做一个调整呢？放在"益甚"之前，那样便可以文通意顺。

通过意会，根据以上佐证，笔者将现行第 273 条原文文字、句读做了一些调整，初步结果为"太阴之为病，腹满而吐，食不下，自利。下之益甚，时腹自痛，必胸下结硬"。此举仅为初探，不妥之处，敬请同道指正。

《伤寒论》"炙甘草"当用炒甘草

甘草古称国老，笔者总结其核心功效为"缓"，分别言之，为：缓虚、缓急、缓激、缓毒。《伤寒论》所载 110 多首方剂中，有 70 首用到了甘草，足见其临床使用之广泛。但是目前甘草的用法影响了甘草的应用。

目前临床使用甘草，多用"蜜炙甘草"。这种用法的依据是什么呢？是《伤寒论》。一些临床工作者会这样想当然地回答。而事实上，《伤寒论》中使用的"炙甘草"与后世的"蜜炙甘草"完全是两回事。"蜜炙"之后增壅滞之性，很多时候不仅不会增效，反而会掣肘。所以这是事关临床疗效的大问题。笔者关注此问题有很多年了，时至今日才有足够的证据说明《伤寒论》中的"炙甘草"当为炒甘草。

"炙甘草"并非"蜜炙甘草"，而是炒甘草。对于这点，需要从两方面来阐述：一是炮制技术的演变；二是与其他药物"炙"法做对比。

先来讲炮制技术的演变。

《古今中药炮制初探》一书中有明确表述："炮制技术，古今在含义上、方法上有很大改变，有的已全非古代的面貌。如汉代《神农本草经》《金匮玉函经》等所记载的……'炙'，按《说文》解释为'炮肉也，从肉从火'，是一种直火加热法，汉代炙的品种有阿胶、鳖甲、甘草、厚朴、枳实等。"由此我们可以知道，东汉时候的炙是一种直火加热的方法，是不加液体辅料的。可知仲景时代的"炙甘草"不必"蜜炙"。

"蜜炙"的由来，该书中也有表述："元代《汤液本草》中提出'去膈上痰以蜜'之后，明代《医学入门》中又明确认为'凡药入肺蜜炙'，所以现代凡补益、祛痰、入肺药多用蜜炙，以增强疗效。"蜜炙真能起到增效作用吗？如黄芪蜜炙，古代早有质疑。清代《本草述钩元》一书记载黄芪"治痈疽生用，治肺气虚蜜炙用，治下虚盐水或蒸或炒用"。同是清代的《本草新编》却说"黄芪原不必蜜炙也，世人谓黄芪炙则补，而生则泻，其实生用未尝不补也"。

甘草"蜜炙"，而不用其本来直火加热的"炙"，始于何时呢？唐代《千金翼方》出现"蜜煎甘草涂之"；宋代《太平惠民和剂局方》出现"蜜炒"；明代《医学》《醒斋》出现"去皮蜜炙"；明代《大法》出现"切片用蜜水拌炒"。"炙甘草"就这样一代一代演变为"蜜炙"。

经方中"炙甘草"如何用？笔者认为《本草纲目》所说为是："方书炙甘草皆用长流水蘸湿炙之，至熟刮去赤皮。"笔者临床径直用炒甘草，即药房所购生甘草，放入铁锅，炒至颜色变为深黄即可。

再来与同时代其他药物"炙"法做对比。

《伤寒论》不仅有"炙甘草"，还有炙厚朴和炙枳实。第43条、66条、103条、136条、208条、247条、320条、374条、318条、393条都谈到了枳实、厚朴的"炙"用，如果甘草是"蜜炙"，枳实、厚朴也是"蜜炙"吗？在《伤寒论》原文中，甘草之"炙"与枳实、厚朴的"炙"是没有任何不同的。枳实、厚朴功在理气，不会是"蜜炙"，所以反证甘草也不会是"蜜炙"，而是"直火加热"。

如此考证和推敲，不仅是文字工作，更有其现实意义。复方甘草酸苷在西医界的滥用对于中医应该是有借鉴意义的。之所以滥用，一是因为有效、好用；二是因为他们没有严谨的中医理论指导，所以不明白其中的利弊，会乱用。虽然复方甘草酸苷不等同于甘草，但其应用应该参考甘草的注意事项。反过来，中药甘草的使用也应该参考复方甘草酸苷的使用，也就是说甘草的使用可以扩大，甘草可以当重任、可以重用，只要是在严谨的中医理论指导下使用，便会有利而无弊。

临床中医应该说太轻视甘草了，《伤寒论》中以甘草名方者有多少？而现实中以甘草为主药去治疗疾病的中医又有多少？笔者以甘草为主治疗重症银屑病的事实也许可以给临床工作者一些借鉴：老年男性患者，体瘦，银屑病病史30多年，长期服用抗癌药甲氨蝶呤控制症状，停药后皮损泛发，大片红斑弥漫、融合，住院后西医确诊为红皮病型银屑病。出院后中医治疗始终以甘草为主药，方药举例如下：炒甘草90g，黄连6g，黄芩18g，干姜18g，姜半夏15g，大枣20g。用方变化较多，如白虎加人参汤、柴胡类方、调胃承气汤、泻心汤加减等，但一直以炒甘草为主药，疗效尚可。试想，如果用"蜜炙甘草"的话，用如此大量，长期使用，患者的脾胃能受得了吗？

（四）深究方药

炒甘草大量为仲景原意

2013年2月27日《中国中医药报》载王强先生与笔者商榷之《甘草

首在用量大小，不必强求炮制法》一文（以下简称"王文"），对于笔者考证《伤寒论》中甘草"炙"法原意的工作未予重视，并且将《伤寒论》中炙甘草用量为"3～12g"的一家之言（也就是1两等于3g）视为唯一正确的观点，并且以此为依据来攻击别的观点。对此笔者有不同意见。

　　首先，《伤寒论》中炙甘草的"炙"法的考证有关键的意义，这样的考证为恢复《伤寒论》炙甘草的大剂量使用提供了炮制上的依据，不可小觑。详细考证情况见笔者《〈伤寒论〉炙甘草当为炒甘草》一文，在此不赘。

　　其次，对于《伤寒论》1两为今1.6g、3g、6.96g、13.92g、15.625g等观点，笔者都有所了解，但在这些观点中，笔者更倾向于《伤寒论》中原意为1两等于15.625g。2009年《中医杂志》曾发表仝小林等所著《〈伤寒论〉药物剂量考》一文，文中对于1两究竟为今多少克做了多方面的论述，最终的结论为"《伤寒论》经方1两约合今称15.625g（简为15.6g）"。1两应该相当于目前的15g多，则4两便相当于约60g。这与王文说的3～12g显然是不同的。笔者提倡"原方原药原剂量比原用法"学用经方是第一步，在了解经方的制方之理后会做一些变化是第二步。《〈伤寒论〉炙甘草当为炒甘草》一文中的举例处方为"炒甘草90g，黄连6g，黄芩18g，干姜18g，姜半夏15g，大枣20g"，是否能看出甘草泻心汤的影子呢？此处用甘草泻心汤的目的在于缓久病之虚、缓症状之急、缓寒热错杂导致的无形气郁之激。如果按1两等于15g的比例来换算，炙甘草用量为6两，比《伤寒论》方的4两有所增加。而其他药物的剂量比基本上是按照甘草泻心汤来的，1两的用量按6g来换算。为什么甘草的量多于仲景方，而其他药物的量少于仲景方呢？因为笔者对于甘草的核心功效的思考更多些，用甘草是在用药；而对于其他药物的使用，是在用方。"通过对《伤寒论》药物剂量的考证，明确仲景经方的实际药量，为提高治疗急、危、重症及疑难病的疗效提供思路和借鉴"（见仝小林等所著《〈伤寒论〉药物剂量考》一文）。笔者所治疗的病症较仲景所治的病症病情缓而顽固，这是笔者参考仲景方剂量和剂量比用方用药时剂量如此的背景。

　　综上所述，无论是炙甘草用接近"直火加热"的炒甘草，还是用药、用方的较大剂量，笔者都是在学习和探索仲景的原意，并非"中药西用"（见王文）。

甘草大量并非"中药西用"

2013 年 2 月 27 日《中国中医药报》载王强同志的《甘草首在用量大小不必强求炮制——与张英栋同志商榷》一文，笔者对文中"张氏治疗重症银屑病用 90g 炒甘草的用法与《伤寒论》的精神不相一致，其实质是中药西用"这样的表述不予认同。

什么是中药？《中药学》指出："所谓中药，就是在中医药理论指导下应用的药物。"中医作为一门从古发展至今的医学，从其产生之日起，就有"囊括四海，包举宇内"之势，这一点在中药方面体现得淋漓尽致。今时今日我们所用的中药是古已有之吗？不一定。不管它是产自中原大地，还是来自丝绸之路，抑或是来自更遥远的国家，在我们祖先那里，都经过了最朴素的经验验证与思维契合，从而使我们的"中药家族"不断发展壮大，造福中华民族乃至世界。

什么是中药西用，什么又叫西药中用？笔者认为只要是按照中医思维使用的药物，都叫中药；而按照西医思维使用的药，都算西药。中药和西药的区别主要在使用者的思维，而不完全在药的品种。从这个角度讲，只有中药和西药，没有什么中药西用或者西药中用之说。

更进一步，在笔者看来，任何治疗手段——不只是我们平时定义的药物——只要是在中医药理论指导下应用，就可以拥有"中药药性"，亦即有了它的"性味归经"及药用。作为一名"中医人"，通过中医辨证，为患者"量身定做"一套完整的治疗方案，方案包括最基本的药物、饮食、休息、运动等。除了药物以外，为了治疗特意叮嘱病人在饮食、作息、运动等各方面所做的改变，都是在"纠偏"，都是在起"药"的作用。疾病的好转不是"治愈"的，而是"自愈"的，我们所做的是给人体一个助力以令其更顺利地平衡自我，恢复"阴平阳秘"之态。

如上，有些道理看似简单，却也因为其简单而常常被忽略，这就是老子所讲的"百姓日用而不知"。"以史为镜，可以知兴替"，任何事物都逃不开历史发展的大潮，而只有顺应历史趋势和需要去发展才可赢得生机。中医亦是如此。

从历史来看，中医是开放的，我们的思维驰骋茫茫宇宙，我们的中药来自世界各个角落，我们乐于通过接受、吸收来完善自我。前有张锡纯先生做了好榜样，我辈该是"继往开来"的一辈！

但是不知从何时起，我们有了反对与时俱进的声音，而那些人是打着"反对西化中医"大旗的，辩解的人一不小心就会被扣上"西化中医"的帽子！

笔者在此大声疾呼"衷中参西"，用中医的思维去思考，大胆地奉行"拿来主义"，洋为中用，而同化为中，才是中医人应有的态度。

笔者认为，参考现代科学的研究成果来更好地使用中药是正确的"拿来主义"。抛却笔者在《炒甘草大量为仲景原意——与王强先生商榷》一文中对计量换算所做的分析不谈，甘草的现代研究成果也给中医在以中医理法使用甘草时提供了更多的借鉴。我们要借此以"验古拓今"，充实我们的使用方法。只要是可取的，我们都应该大胆地拿来，而不要被所谓的"中药西用""中医西化"束缚住手脚。我们是中医，我们用的都是"中药"，即使借鉴了西医的认识，也并未改变我们的本质。

附：甘草的现代研究（对于我们中医以中医理法使用甘草这味传统的中药，会有很好的借鉴作用）。

甘草有抗菌和抗病毒作用，其中甘草酸和甘草黄酮类有抗艾滋病病毒的作用。甘草有肾上腺皮质激素样作用，在消化道有抗溃疡、保肝、促胰腺分泌及抑制肠管运动的作用。还有增强免疫、抗感染、镇咳祛痰、抗氧化、降胆固醇及甘油三酯，以及阻止大动脉及冠状动脉粥样硬化发展和抗心律失常等作用。甘草及各种单、复方制剂对多种药物中毒、代谢产物中毒、细菌毒素中毒、农药中毒和食物中毒都有一定解毒效果。甘草对中枢神经系统还有镇静、镇痛、解热、抗惊厥和减轻链霉素对前庭神经的损害等作用（摘自《呼吸病经方论治》一书）。

"久久"用甘草辨

仲景方中用甘草很值得玩味。

读书临证之余，想到肾着汤与甘草附子汤，有所悟：仲景治疗"久久得之"的病症，或者需要"久久治之"的病候，多在攻邪的同时重视甘草，可谓深识"兵马未动粮草先行"之理，此当为仲景心法之一，不敢自

197

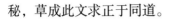

秘，草成此文求正于同道。

肾着汤又名甘姜苓术汤，以甘草领衔作方名，当不是巧合。主治"肾着之病，其人身体重，腰中冷，如坐水中，形如水状，反不渴，小便自利，饮食如故，病属下焦，身劳汗出，衣里冷湿，久久得之，腰以下冷痛，腹重如带五千钱，甘姜苓术汤主之"。此段文字中，笔者对"久久得之"最为关注，这与甘姜苓术汤中以甘草领衔、用到4两是不是有些关系呢？先不急着下结论，参考一下甘草附子汤便容易见分晓。

要看甘草附子汤，需要和桂枝附子汤一起比较着看才容易明白。《伤寒论》第174条曰："伤寒八九日，风湿相抟，身体疼烦，不能自转侧，不呕，不渴，脉浮虚而涩者，桂枝附子汤主之。"第175条曰："风湿相抟，骨节疼烦，掣痛不得屈伸，近之则痛剧，汗出短气，小便不利，恶风不欲去衣，或身微肿者，甘草附子汤主之。"第174条所治之症明显要轻于第175条所治之症，第174条"伤寒八九日，风湿相抟"，第175条估计得病时间也不会短，应该可以称得上"久久得之"。问题的关键还不在这，而在桂枝附子汤和甘草附子汤的附子的用量上。桂枝附子汤附子3枚，甘草附子汤附子2枚。为什么病位表浅、病情轻的桂枝附子汤证附子反而要多用呢？

原因可以从方名上去考虑。甘草附子汤，以甘草名方，意在缓治，故症重而药反轻。

可溃敌于一役，则以攻邪为重，"邪去正自复"。如果需要一战再战，就不可只识攻击，而需要有"久久治之"的思路，"正复邪自除"。两方甘草、桂枝等量，附子3枚、生姜、大枣希望尽快在体表结束战斗；而附子2枚、白术2两则需要有拉长战线、拖垮敌人的战略思考。

明白了甘草附子汤以甘草名方"久久治之"治以缓的思路，甘姜苓术汤以甘草领衔治疗"久久得之"之病症的思路也便容易明白。

巧的是，甘草附子汤治疗风湿，甘姜苓术汤治疗寒湿，治疗的都是接近于体表、筋骨关节的问题，但"久久"之疾用甘草的思路当不仅局限于体表关节的疾病及湿邪为病，更多的理论依据和临床应用，希望同道来补充。

从甘草用量及腠理、邪气对比看《伤寒论》解表三方

腠理的疏密是正气在体表的体现，外感邪气要进入人体一定要趁着腠理之"虚"，乘虚而入、正邪交争便形成了经典的《伤寒论》表证。从《伤寒论》解表三方中甘草用量及用药配伍，以及所治症状的腠理状态、邪气侵入深浅，做对比分析，对于解读三方机理及所治症的核心差别有很大帮助。

1. 腠理是外感邪气进入的通道

提及腠理，最容易想到的是《扁鹊见蔡桓公》中"君有疾在腠理，不治将恐深"及"疾在腠理，汤熨之所及也"。腠理肯定不会深，不治才会深，所以腠理一定是表浅的。这篇文章中，如果把腠理换为"皮肤"，当不会影响我们对于原文的理解。

而在以下文字中，用皮肤替代腠理则显然不妥，而替代为"皮肤上的纹理、缝隙"尚可。如《素问·阴阳应象大论》云"清阳发腠理"；《素问·生气通天论》云"清静则肉腠闭拒，虽有大风苛毒，弗之能害"；《素问·疟论》云"故风无常府，卫气之所发，必开其腠理，邪气之所合，则其府也"；《素问·举痛论》云"寒则腠理闭……炅则腠理开，荣卫通，汗大泄，故气泄"；《素问·皮部论》云"邪客于皮则腠理开，开则邪入客于络脉，络脉满则注于经脉，经脉满则入舍于脏腑也"；《灵枢·百病始生》云"是故虚邪之中人也，始于皮肤，皮肤缓则腠理开，开则邪从毛发入，入则抵深"；《灵枢·论痛》云"筋骨之强弱，肌肉之坚脆，皮肤之厚薄，腠理之疏密，各不同"；《灵枢·本脏》云"卫气者，所以温分肉，充皮肤，肥腠理，司开合者也"；《灵枢·脉度》云"其流溢之气，内溉脏腑，外濡腠理"；《灵枢·决气》云"津脱者，腠理开，汗大泄"；《灵枢·本脏》云"三焦、膀胱者，腠理毫毛其应……密理厚皮者，三焦膀胱厚；粗理薄皮者，三焦膀胱薄；疏腠理者，三焦膀胱缓"；《灵枢·五癃津液别》云"天暑衣厚则腠理开，故汗出，天寒则腠理闭，气湿不行，水下流于膀胱，则为溺与气"；《灵枢·天年》云"年四十，五脏六腑十二经脉皆大盛以平定，腠理始疏，荣华颓落，发鬓斑白，平盛不摇，故好坐"；《金匮要略·脏腑

经络先后病脉证》云"腠者，是三焦通会元真之处，为血气所注；理者，是皮肤脏腑之文理也"。

通过经典文字的回顾，我们能朦胧地感觉到，腠理是扇"门"，是空隙，是邪气进入的通道。用什么字眼代替腠理比较好呢？思索很久，还是刘完素说得较好："然皮肤之汗孔者，谓泄气液之孔窍也，一名气门，谓泄气之门也。一名腠理者，谓气液出行之腠道纹理也。"（见《素问玄机原病式》）张景岳说得更为直接："腠理者，皮肤之隙。"（见《类经》）

至此，关于腠理，在我们的头脑中可以建立起这样一种形象——人体表的无数扇小门，人体的气液通过这些门可以出去，而外感邪气进入人体也是经过这些小门。

2. 小柴胡汤有明确的解表作用

很多学者一直把小柴胡汤作为《伤寒论》少阳病的主方，但是原方原文描述并不支持。

很多学者一直把小柴胡汤作为"和"法的代表方，但是《伤寒论》原方中同样找不到依据。与"和"相连的有桂枝汤、小承气汤之类，但没有小柴胡汤。

如果我们学习经方先树立一个原则——首先要尊重《伤寒论》原文，要以读懂《伤寒论》原文作为前提。那么，我们会发现，很多关于经方约定俗成的认识都和仲景无关，是后人以讹传讹的杜撰。

学习《伤寒论》现存的原文，与小柴胡汤相关的条文如下：

第37条曰："太阳病，十日以去，脉浮细而嗜卧者，外已解也。设胸满胁痛者，与小柴胡汤。脉但浮者，与麻黄汤。"可以这样理解：太阳病，如果出现胸满胁痛，用小柴胡汤。

第96条曰："伤寒，五六日，中风，往来寒热，胸胁苦满，嘿嘿不欲饮食，心烦喜呕，或……小柴胡汤主之。"第97条曰："血弱气尽，腠理开，邪气因入，与正气相搏，结于胁下。正邪纷争，往来寒热，休作有时，嘿嘿不欲饮食。脏腑相连，其痛必下，邪高痛下，故使呕也。其病必下，胁膈中痛。小柴胡汤主之。服柴胡汤已，渴者，属阳明，以法治之。"首先要明白一个事实：这2条都出现在太阳篇，讲述了邪气通过腠理进入人体的"病源"，以及外邪侵入人体，正邪交争出现相关症状的机理。

接下来的第98～104条都与小柴胡汤相关。综合起来讲了两点，一点是小柴胡汤使用的广泛，仲景原文这样讲："伤寒中风，有柴胡证，但见一症便是，不必悉具。"（见第101条）这点为大家所津津乐道。但还有另一点，第101条后半部分"凡柴胡汤病证而下之，若柴胡证不罢者，复与柴胡汤，必蒸蒸而振，却复发热汗出而解"。还有第104条"服小柴胡汤以解外"。"汗出而解"和"解外"已经明示了小柴胡汤发动正气抗邪外出的作用，这是仲景讲小柴胡汤解表的明文，但被很多学者忽略。

第144条曰："妇人中风七八日，续得寒热发作有时，经水适断者，此为热入血室，其血必结，故使如疟状，发作有时，小柴胡汤主之。"这其实就是第97条"血弱气尽，腠理开，邪气因入，与正气相搏"的一个具体实例，正虚明显，邪气侵入较深，以小柴胡汤解表之意跃然纸上。

第148条曰："伤寒五六日，头汗出，微恶寒，手足冷，心下满，口不欲食，大便硬，脉细者，此为阳微结，必有表复有里也……有外证……此为半在里半在外也。脉虽沉紧，不得为少阴病。所以然者，阴不得有汗，今头汗出，故知非少阴也，可与小柴胡汤。设不了了者，得屎而解。"此条原文不仅明示了"半在里半在外"为"必有表复有里"的同意重复，并非有什么"半表半里"的病位，而且明示了有"表""与小柴胡汤"，可治"头汗出"。第148条最后"与小柴胡汤（解表）。设不了了者，得屎而解"与第104条最后"潮热者，实也。先宜服小柴胡汤以解外，后以柴胡加芒硝汤主之"相类，由此可以看出，小柴胡汤解表实为仲景惯用之法，并非偶尔为之。

第149条曰："伤寒五六日，呕而发热者，柴胡汤证具，而以他药下之，柴胡证仍在者，复与柴胡汤。此虽已下之，不为逆，必蒸蒸而振，却发热汗出而解。"与第101条后半部分"凡柴胡汤病证而下之，若柴胡证不罢者，复与柴胡汤，必蒸蒸而振，却复发热汗出而解"意义完全相同。一者强调了"虽已下之，不为逆"与"知犯何逆"之"为逆"相对应，提示了符合柴胡证者应该有一类情况，可以先下后表，也"不为逆"，这和我们熟知先表后里的原则是不相同的，应该是对于前者的一种补充和变通。再者，"蒸蒸而振"说明了正气的发动过程，提示了小柴胡汤的"补益"之性，"发热"是"蒸蒸而振"的结果，说明了正气已经发动起来，接下来邪气无地可容，体现于外是"汗出而解"——这种汗出一定是遍身的，与"头汗出"不同。

阳明病篇与小柴胡汤相关的有第 229～231 条：第 229 条曰："阳明病，发潮热，大便溏，小便自可，胸胁满不去者，与小柴胡汤。"第 230 条曰："阳明病，胁下硬满，不大便而呕，舌上白胎者，可与小柴胡汤，上焦得通，津液得下，胃气因和，身濈然汗出而解。"第 231 条曰："阳明中风，脉弦浮大而短气，腹都满，胁下及心痛，久按之气不通，鼻干，不得汗，嗜卧，一身及目悉黄，小便难，有潮热，时时哕，耳前后肿，刺之小差。外不解，病过十日，脉续浮者，与小柴胡汤。"少阳病篇与小柴胡汤相关的有第 266、267 条：第 266 条曰："本太阳病不解，转入少阳者，胁下硬满，干呕不能食，往来寒热，尚未吐下，脉沉紧者，与小柴胡汤。"第 267 条曰："若已吐、下、发汗、温针，谵语，柴胡汤证罢，此为坏病。知犯何逆，以法治之。"六病篇之外与小柴胡汤有关的有第 379 条曰："呕而发热者，小柴胡汤主之。"还有第 394 条曰："伤寒差以后，更发热，小柴胡汤主之。脉浮者，以汗解之；脉沉实者，以下解之。"这些条文的存在说明了仲景时代小柴胡汤使用的广泛和高效，比如出现"胁下"部位和"发热"症状可以优先考虑小柴胡汤，却不影响针对经典表证小柴胡汤是解表之剂的判断。并且，如果把治疗阳明病的"上焦得通……胃气因和……汗出而解"的结果也从汗来考虑，则小柴胡汤便成为了治疗广义表证的重要方剂（关于广汗法和广义表证会另作专文谈论）。

判断小柴胡汤为解表之剂的另一个重要依据出现在《伤寒论》可发汗篇中，在"辨可发汗病脉证并治第十六"篇中，第 96 条赫然在列。如此，则小柴胡汤属于发汗解表剂当无疑义（判断小柴胡汤是发汗解表剂，并不影响对于小柴胡汤其他功效的判断。小柴胡汤的多重身份中有一种是发汗解表。小柴胡汤"是发汗解表剂"和"只是发汗解表剂"是不同的，请勿误解）。

3. 从甘草之"一二三"理解解表三方的真谛

谈这个问题的前提是我们一定要知道《伤寒论》中经方的剂量和剂量

比是严格的。如果不是严格的话，麻黄桂枝各半汤、麻黄二桂枝一汤等就可以看成是一个方。如果不严格的话，第23条后就不必有这段话："桂枝汤三合，麻黄汤三合，并为六合……今以算法约之，二汤各取三分之一，即得……此方乃三分之一，非各半也，宜云合半汤。"第25条后也不必有这种详细描述："桂枝汤二分，麻黄汤一分，合为二升，分再服。今合为一方……今以算法约之，桂枝汤取十二分之五……麻黄汤取九分之二……二汤所取相合，即共得桂枝一两十七铢，麻黄十六铢，生姜、芍药各一两六铢，甘草一两二铢，大枣五枚，杏仁十六个，合方。"从这些不厌其烦的描述中，我们可以得出结论：经方的剂量是严格的、严肃的，而不是随意的。这点共识为我们从甘草用量不同来讨论解表三方的核心差别提供了基础。

接下来我们将麻黄汤、桂枝汤、小柴胡汤这解表三方的《伤寒论》剂量做一对比，请大家关注甘草用量的不同。

麻黄汤：麻黄三两，去节；桂枝二两，去皮；杏仁七十个，去皮尖；甘草一两，炙。

桂枝汤：桂枝三两，去皮；芍药三两；生姜三两，切；大枣十二枚，擘；甘草二两，炙。

小柴胡汤：柴胡半斤；黄芩三两；半夏半升，洗；生姜三两，切；大枣十二枚，擘；人参三两；甘草三两，炙。

甘草色黄配脾土，味甘亦归属脾土，笔者思考其核心功效为"缓中补虚"，为中焦脾土之药无疑。

麻黄汤中甘草一两；桂枝汤中甘草二两，配大枣；小柴胡汤中甘草三两，配大枣、人参。如果从脾胃的角度来思考：麻黄汤所治之症中气的潜在不足最轻；桂枝汤所治之症中气的潜在不足较麻黄汤为重；小柴胡汤所治之症中气的不足在解表三方中最重。

立足于外邪，而时刻不离顾护中焦脾土，这应该是经方之所以伟大的秘密之一。

第97条解释小柴胡汤所治之症，云："腠理开，邪气因入，与正气相搏，结……"

仿此格式，笔者总结麻黄汤所治表证为"腠理密，邪气未入，御外邪于国门之外"。

桂枝汤所治表证为"腠理疏，邪气扰动，邪正交争于肌表"。

一叶而知秋，一斑而窥豹。

从每一个小角度，深入进去，都可以找到仲景的严谨与宏大。以下从"腠理"（正）、"邪"（正邪交争）、"甘草"（治疗）三个小角度总结本文：

从正气角度：麻黄汤证"腠理密"，桂枝汤证"腠理疏"，小柴胡汤证"腠理开"。

从正邪交争的角度看：麻黄汤证"邪未入"，桂枝汤证"邪欲入"，小柴胡汤证"邪已入"。

从治疗角度看：麻黄汤甘草"一两"护正，桂枝汤甘草"二两"扶正，小柴胡汤甘草"三两"补中。

山楂味酸，可治胃酸

数年前治一老者，食后嗳腐吞酸重，空腹亦偶有胃灼热，查之面黄，脉缓，舌淡暗，苔黄腻。嘱试服保和丸或者生山楂，饭前饭后均可，若食生山楂，要注意有牙齿不适或者胃中空即停。

老人素知医，问：山楂味酸，保和丸也是酸的，吃了不会加重胃酸吗？答：但吃无妨，谨注意不要出现牙齿不适或者胃中空即可。

3日后，老人欣然告，未服保和丸，单服生山楂，一次3粒或5粒，一日两三次，慢慢嚼服，胃酸已无。查之舌淡红，苔薄。嘱可继续服用，但要注意适量，不可过，并且注意控制食量。数年后老者汇报：发现轻微不适即食用适量生山楂，无生山楂可购，则买保和丸服用，胃酸一直未反复，精神较前好，面色较前好，牙齿和胃没有受影响。

山楂味酸，所以一些医者在遇到胃酸患者的时候会急于否定山楂。但如果细考胃酸的由来，则会发现山楂在胃酸治疗中的用武之地。

《景岳全书》卷二十一杂证谟吞酸篇中讲道："人之饮食在胃，惟速化为贵……而健运如常，何酸之有……食化既迟，则停积不行而为酸为腐……"速化需要脾气的充足以保证运化，但病有轻者，并未涉及到脾，只是一过性的食积而导致嗳腐吞酸，也需要治脾吗？答案是否定的，只需要消食积即可。朱丹溪评价山楂，大能克化饮食，正好治疗食积胃酸，特别是肉食积滞。过年过节，亲友聚会，少不了肉食，所以饭后加一点生山楂佐餐，既赏心悦目，又可防食后胃酸，一举两得。

但是知其利，还须知其弊，才能合理应用。王孟英在《随息居饮食谱》中讲："（山楂）多食耗气，损齿，易饥，空腹及羸弱人或虚病后忌之。"朱丹溪也说过："若胃中无食积，脾虚不能运化，不思食者，多服之，反克伐脾胃生发之气也。"所以需要在食用山楂防治胃酸的时候提出几点注意：①牙齿不好的人不要用，或者把山楂蒸熟少食，或者直接吃保和丸即可；②平常气怯乏力，懒言少食的人要少吃生山楂，或者说舌苔不厚腻的时候用生山楂要注意，即使吃也需要配合补脾阳脾气的一起吃，且一定要中病即止。

《景岳全书》卷二十一杂证谟吞酸篇讲"速化"本意是在强调"脾气不强，胃脘阳虚"可引起胃酸，而笔者借用其理来说明食积难克可用山楂来治酸。景岳讲脾病，笔者讲胃病；景岳讲本病，笔者讲标病；景岳所治为久病、慢病，笔者所治为新病、急病。并行而不悖，理是贯通的，随证应用，可合可离。

总之，不可因山楂味酸，而见胃酸则不敢一试。中医不是那么直线式的对症治疗，而是需要画一个"S"，需要反复思考，以理来贯穿证治的各个环节，症需求于理，而治也需要着眼于理。简言之：中医不是对症医学，而是理论医学。

陈皮治白苔需大量

《本草纲目》中盛赞陈皮"通滞"之功，谓："苦能泄能燥，辛能散，温能和。其治百病，总是取其理气燥湿之功。同补药则补，同泻药则泻，同升药则升，同降药则降。脾乃元气之母，肺乃摄气之仓，故橘皮为二经气分之药，但随所配而补泻升降也。洁古老人云：陈皮、枳壳利气而痰自下，盖此义也。同杏仁治肠胃气秘，同桃仁治大肠血秘，皆取其通滞也。"

古人的描述总会给我们一种向往，潜意识中我们会认为临证用上陈皮（橘皮），对于"滞"一定会战无不胜的。很多关于痰、湿、食积滞的经典名方中也都选用了陈皮，比如平胃散、二陈汤、六君子汤、保和丸等，但是临证既久，发现对于白滑苔、白腻苔、白厚苔、白粉苔、白涎苔，苦辛温的陈皮使用处于一种可有可无的状态。于是在对于古人论述失望的同时，也冷落了陈皮，直到有一天读到胡希恕老先生的讲述。

胡希恕讲：陈皮可以用到 20～30g。这是个最常用的药，没什么大的力量，多用没关系，它不是破气。古人治哕逆用橘皮汤，陈皮配生姜，这是《金匮要略》上的，它有下气、镇咳、进食的一些作用，能够治咳嗽，能够进食，亢进食欲，所以治胃病的时候也常用，大量用没关系的。有哕逆、咳，或者不爱吃东西，特别是小孩子干嗽，没有痰，都可以用小柴胡汤加橘皮，大量加，挺好使。《金匮要略》还有个大黄橘皮汤，针对伤食，吃肉，大便秘结。橘皮这个药不同于用泻药，胃里有积滞，必须用它，它对胃起作用。有宿食、大便不通甚至于打嗝，有柴胡证就用大柴胡汤加橘皮，不现柴胡汤证就用调胃承气汤加橘皮以泻（以上根据《胡希恕讲柴胡剂的应用》一文整理）。

对于陈皮，胡希恕老先生在讲座中反复强调了"多用没关系""大量用没关系的""大量加，挺好使"，笔者用量小也许就是古人的赞美和临证无效之间反差的症结所在。有了这样的思考，笔者开始在原来用陈皮的方子中加大用量，如给一个舌红、苔薄、舌上有白涎的男性青年处方为：草果 3g，厚朴 6g，槟榔 9g，龙胆草 9g，竹茹 6g，生姜 12g，枳壳 10g，生栀子 10g，滑石 12g，甘草 6g，川木通 5g，黄芩 12g，车前子 12g，大黄 3g，茵陈 12g，陈皮 30g。原先用陈皮 6g 迟迟不变的舌上白涎明显减退。给一个口干、舌尖红、舌面水滑、舌苔中根白苔明显的中年女性处方为：陈皮 30g，半夏 12g，乌梅 30g，生石膏 45g，柴胡 18g，茯苓 12g，黄芩 9g，甘草 6g，沙参 18g，生姜 9g。7 剂后口干没有加重，而用陈皮 12g 时顽固不变的白苔退去一半。这样的例子还有很多，可知陈皮大量使用，的确是从临证中来，绝非虚语。

临证望到的是白苔的变薄，而实际反映的是胃中积滞的减轻和胃功能的恢复。从这点来看，对于慢性病"治病就是治脾胃"的战略来说，陈皮的这种应用之法是何等的重要。

当然，使用陈皮，特别是大量使用时，一定要注意其禁忌证。谈到禁忌，笔者认为《本草从新》所论最为直截了当，其谓"无滞勿用"。

还有一个问题是，《中华人民共和国药典》中陈皮（用法与用量）一项里明确写着"3～10g"。《中华人民共和国药典》的作用是安全而有效地指导临床用药，如此小的剂量，安全是做到了，但是与胡希恕老先生的讲述相比，这个有效性能够实现吗？中医的生命力在于疗效，以安全为前提求疗效，过于保守的剂量规定将不利于中医临床疗效的发挥。

露蜂房外用开郁散结

根据内服的安全性来确定其外用的原则，这是我使用中药外用的原则。

外用露蜂房遵从了这一原则。历代本草均谓本品有毒，但目前临床上尚未发现服用本品引起死亡的病例，仅有过服蜂房油引起实验动物急性肾炎的报告（以上资料整理自《中华临床中药学》下册）。外用时煎汤、焙、粉碎时都会使蜂房油散发掉，所以外用露蜂房制品应该说是安全的。

《朱良春用药经验集》说到了露蜂房，题目是"露蜂房疗带下清稀、阳痿久咳"，开篇即说：露蜂房不仅有祛风攻毒作用，而且有益肾温阳之功。内服有这样的功效，外用的时候可以参考。

朱良春先生文中讲述的露蜂房的作用在三方面：一为治疗肾气不足，带下清稀，温煦肾阳，升固奇经，以图治本，用露蜂房（入煎剂，用10g），每伍以鹿角霜、小茴香等通补奇经之品；二为治疗肾阳不足的阳痿不举及遗尿，可单味研末开水送服，也可入丸药，每次服1～4g（年幼者酌减），日2次，一般4～7日奏效；三为治慢性支气管炎，久咳不已，不仅高效而且速效，是一味止咳化痰佳药，作用在温肺肾，纳逆气，每取露蜂房末3g（小儿酌减），鸡蛋1枚（去壳），放锅内混合，不用油盐炒熟，于饭后一次服，每日1～2次，连服5～7日可获满意之效果。

矢数道明先生的《汉方临床治验精粹》对于露蜂房有更详细的论述。其转述的大塚敬节的经验颇为实用。内服有：①肿物、痈疽、淋巴结炎等时，将半个露蜂房炒熟，另半个生用，两者混合后，1次3g，1日3次内服。②乳汁不足。内服露蜂房黑灰，1日3次。③膀胱炎、尿道炎而排尿时疼痛者，1次3g，1日3次。④夜尿症，内服黑灰。⑤阴痿。将粉末与山芋粉末混合后内服，有强壮强精之效，宇多天皇甚为爱用。外用有：①牙痛。龋齿痛时，将蜂房巢一半煎煮后的微温药液含于口中，即可止

207

痛。②烧伤。用麻油将黑灰调成糊后涂患处。③蜂蛰后敷用。

大塚敬节对于蜂房的使用，大致有两条线索，一为解毒消肿止痛，一为益肾温阳，对其功效的认识与朱良春先生相近，只是更强调了其外用的功效。如果试着把二者合起来论述，可否称之为"温通散结"呢？

对于露蜂房治疗化脓性肿物的作用，大塚敬节很是推崇，称之为"比青霉素更有效的露蜂房"。其实际经验分述有：①痈疗。②牙痛。一服即可止痛，数小时后即可消肿。③用于齿槽脓漏症，除内服外并以之代替牙粉刷牙，很快痊愈。④乳腺炎时乳房红肿痛、发热者，黄昏服药，晚9点即止痛；翌日早晨再服1次即可治愈。⑤脐下患橘子大脓疱而卧床的少年，服药后2~3小时就能骑自行车。另外，臀部患拳头大肿块，青霉素无效，原拟做手术，后服本药疼痛消失，7日痊愈，确属令人惊讶之奇效。

具体用法为将蜂房平分，一半生用、一半火焙，分别磨粉后过细筛，除去杂物，等分混合。1次服3~4g，1日2~3次。也可以含漱方式治龋齿。在表述时还特别提出"完全无副作用"。

为什么要强调焙呢？因为露蜂房之挥发油成分中具有毒性，故以微火焙之使略呈焦化后使用，既易于粉碎，同时也更安全。

我使用露蜂房外用的关注点在发热，既然很多皮损我们可以认为它是气血的郁结，郁结就是不通，不通就需要将之变通的治疗，而发热恰恰是变通的标志。《备急千金要方》中载有"阴部寒而痿弱者，将蜂房灰每夜涂于阴部后，阴部变热而勃起"。此发热正是我们治疗中需要的变化。

大塚敬节还有一段描述值得我们关注：颚颊部肿块、发热，牙齿部位剧痛，用焙过的明矾与露蜂房液含漱后，立即治愈。几乎是百发百中。

为什么要单独强调这段文字呢？因为我对于露蜂房外用的重视就是源于明矾与露蜂房配伍外用治愈掌跖脓疱病的事实。具体用法是：以生白矾填入蜂房孔内，置于一破罐底上，仰口朝上，用炭火煅令白矾化尽为度（白矾化尽成为枯矾），取出研末，香油或橄榄油调，搽癣上。我的一个亲戚原先患过掌跖脓疱病，久治不愈，偶然得此单方，使用1周即明显有效，1个月后治好。告诉我的时候已经是治好1年多之后。后来我在读书时发现这种配伍古方已有。《疡医大全》记载：以生白矾填满蜂房孔，于罐中细火煅令矾化为度，研细，先将癣抓破，以药搽癣。《太平圣惠方》

治蜂蛰人：露蜂房、白矾各半两。上药捣为末，以水煎如膏，厚涂蛰处。

掌跖脓疱病的治疗难度我是知道的，如此简单之药，取效如此之快，疗效也算持久。这引起了我对于外用药的重视。虽然是两个药配伍的功效，但应以露蜂房为主。之后我将露蜂房用于外洗方，用于外涂方，都取得了不错的效果。

如一患者性情忧郁，内服治疗数月效果不显，自己要求加用有毒副作用但是有殊效的西药口服，于是加用外洗（其外洗条件一直没有准备好，但是她连用毒药的心都有了，于是强行开出外用方，让她自己设法外洗），以露蜂房 30g，生麻黄 15g，艾叶 20g，甘草 20g，微捣，布包，用搪瓷脸盆放足量冷水，浸泡 2 小时，大火熬开后再熬 15 分钟，然后倒入浴盆，加温水调配至无感温度，放松了去泡浴。第一次 15 分钟左右，以后可以逐渐延长。期间必须时时添加热水，以保持温度。泡浴完毕，将可见的水滴微微拭干，然后马上全身涂抹食用橄榄油。泡浴过程中必须保证一定的外界温度，谨防感冒。如此外洗后抹油，见效迅速，且依法而用，没有什么副作用。如此有利而无弊的方法，我们应该推广之，细化之，研究之，使之更加系统而方便使用。当然这是后话。

既然见效，就应该探寻其见效的道理，以及其使用的安全性问题与外用得到的疗效和整体健康的关系问题。

我使用露蜂房的量一般在 15～30g 之间。虽然《神农本草经》称其"苦平"，但我还是更愿意把它当作温散的药物来使用。《名医别录》称其"咸"，《中华药海》称其有"辛"味，我认为这样更符合临床。其"以毒攻毒"解决肿、痛的机理，我认为是通过快速地开郁散结，使邪结迅速开散。郁结散，郁热自然不再有，同时解除了气血郁结导致的疼痛和肿胀。说到这里，露蜂房的作用和麻黄似乎有了相似点，于是我在临床中开外用方经常会露蜂房、生麻黄并用，各用 30g。

最后我们再来一起学习一下矢数道明先生对于露蜂房使用方法的总结，其主要谈内服，但对外用方法的拓展也很有启发。

适应证大致可归纳为：①急性化脓症，②慢性化脓症，③痈疽，④急性淋巴结炎，⑤乳房炎，⑥齿龈炎，⑦齿槽脓漏（内服外用），⑧牙痛，⑨夜尿症，⑩阴痿，⑪ 虫蛰，⑫ 乳汁分泌不足。

209

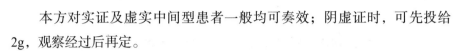

本方对实证及虚实中间型患者一般均可奏效；阴虚证时，可先投给2g，观察经过后再定。

应用本药进行了 2 个月的临床观察，包括牙痛 1 例（外用），口腔炎 2 例（内服），牙根炎 1 例（内服），齿槽脓漏 2 例（内服），舌炎 1 例（内服），用药量为露蜂房粉末（将露蜂房一半用火炒，另一半直接粉碎）6g/d，分 3 次服用。结果，牙痛者仅通过外用即获速效；齿槽脓漏例稍有效果，而舌炎及口内炎则完全无效。对于化脓症、乳房炎、夜尿症等病例尚未进行过观察，今后准备陆续试用并准备观察对癫痫患者的效果。

此外，还曾委托北里研究所的小岛保男博士对露蜂房的生粉及炒过的粉末诱导干扰素形成能力进行了实验研究，结果表明 2 种粉末均有同等程度的诱导活性。

硫黄内用补火热，外用散寒凝

根据中药内服的安全性来确定其可否放胆外用是笔者中药外用的原则。

硫黄外用遵从了这一原则。关于硫黄的毒性，虽有《吴普本草》记载硫黄"医和、扁鹊曰无毒"，但历代本草多记载本品有毒。严格来讲，纯净的硫黄是无毒的，之所以后世本草都说其有毒，有两方面的原因：一是生硫黄不纯，含有砷等有毒的杂质；另一个原因是硫黄在肠道中会形成有毒的硫化氢。硫化氢的毒性包括两方面，一者硫化氢是强烈的神经毒物，其可引起组织缺氧，而中枢神经系统对缺氧最为敏感，故会受到影响；再者硫化氢与组织内钠离子形成具有强烈刺激性的硫化钠，对局部黏膜产生刺激作用，导致局部黏膜的坏死。硫黄内用临床上可出现头晕、头痛、全身无力、恶心呕吐、腹痛、腹泻、便血、意识模糊、瞳孔缩小、对光反应迟钝、血压下降，继而出现昏迷、休克、死亡。

明白了硫黄中毒的机理，我们也就明白了硫黄制品外用的安全性（制用硫黄，民间多用与豆腐、萝卜或者猪大肠共煮等方法，这些炮制法主要是剔除硫黄中砷等有毒之重金属，俗谓之"去火毒"。使硫黄纯净，现代工业化生产多用升华法、溶解法及溶剂法来提纯。但以现代工艺制硫黄砷含量仍较高，故这些提纯的制硫黄在内服时仍须用传统方法进行炮制。据沈阳药学院研究认为硫黄的加工炮制法，应以油炙法为妥，因经过油炙法制过的硫黄砷含量较其他方法为低）。而对于硫黄内用的安全问题，实际还是应该本着既要小心又不能因噎废食的原则。现代临床报道硫黄的用量悬殊较大：有单独内服本品 9g 和 15g 而引起中毒、死亡的病例；亦有长期嚼服生硫黄累计量达 2000g 而未见明显毒性反应。由于个体差异及内环境的不同，本品的常用量只能是一个参考，其内服常用量为 1～3g，中毒剂量一般说来为 10～20g，中毒潜伏期为半小时至 1 小时。

对于硫黄的内用，在"既知其利又知其弊"的原则指导下，现实的做法是准备好硫黄的解毒方法后再内用。关于硫黄的中毒解救，《本草纲目》中说："解硫黄毒，黑锡煎汤服，即解。"铅本身是一种有毒之物，在硫黄中毒时，铅内服后会形成硫化铅，而硫化铅亦具有毒性，故目前认为《本草纲目》中硫黄的解毒法是不可行的。在硫黄中毒后，除了给予对症治疗外，应该用亚硝酸钠及硫代硫酸钠类药物来使硫化氢活性离子失活或降低活性。另外，在中毒初期，用生绿豆粉 15g 温开水送服或用生甘草 15g，黑豆 30g，水煎服具有一定的解毒作用，可作为辅助治疗（以上 3 段的相关资料整理自《中华临床中药学》一书）。

以上讲述了硫黄外用内服的安全性，以下接着讲硫黄临床应用的有效性和广泛性。

"硫黄原是火中精"！略知中医的人应该都知道这句话，而笔者对于硫黄的思考和应用也源于这句话。

《中药大辞典》载"自然硫主要形成于火山喷气作用"。有关资料表明：硫黄是在火山爆发时形成的一种矿物质，其产地多在火山口上和温泉边上。火山可谓火中之最，而硫黄在火山爆发时产生，硫黄中蕴藏了火山之热，所以称之为"火中精"应该是当之无愧的。《本草纲目》讲："凡产石硫黄之处，必有温泉，作硫黄气。《魏书》云：悦般有火山，山旁石皆焦熔，流地数十里乃凝坚，即石硫黄也。"《本草经疏》讲："石硫黄，禀火气以生。"

《中药大辞典》记载：治手足不温，选色黄而亮，砂粒大，且无臭气的纯净生硫黄，每日 1 次，每次 2～3g，饭前服用，服后即以饭压之，共计服 100g。6 人服用，均自觉手足转温，冬日与他人同样耐寒，且无异常不适之状，5人痊愈，1人明显减轻。这便是"硫黄原是火中精"作用的一种体现。这种服法应该源于张锡纯，张锡纯推崇硫黄"补相火，暖下焦"之功效，赞其为"温暖下达，诚为温补下焦第一良药"，"但热下焦，性不僭上，胜于但知用桂、附者远矣"，力倡硫黄生用内服，认为"制之则热力减"，并自豪地说"径用生者系愚之创见"。张锡纯并非孟浪，"而实有自家徐徐尝验，确知其功效甚奇，又甚稳妥，然后敢之治病"。服用方法上，张锡纯主张"无论病在上在下，皆宜食前嚼服，服后即以饭压之"。服用剂量上，药以胜病为能，"以服后移时觉微温为度"。硫黄是矿石药，"为补相火暖下焦之主药"，治疗沉寒锢冷诸顽疾，"其力最长，即一日服一次，其热亦可昼夜不歇"。张锡纯用硫黄效验较多，如：治一十八九岁青年，常常呕吐涎沫，甚则吐食。虽投以大热之剂，然分毫不觉热，张锡纯投以生硫黄，"后一日两次服，每服至二钱始觉温暖，共服生硫黄四斤"。治邻村张锡纯妇胃寒呕吐，虽投以极热之药，亦分毫不觉热，医治半年无效。后经张锡纯嘱其口服硫黄8包（约合20g），病情稳定，数日后病又反复，又服硫黄20余日，顽疾乃愈。治德州吴姓泻痢案，该患"于季夏下痢赤白，延至仲冬不愈，延医10余人，服药百剂，皆无效验"。后经张锡纯诊治，投以"山药粥送服生硫黄细末"，顽疾霍然而愈。治一五旬妇人，已卧床不起2年。证因上焦阳分虚损，寒饮留滞作嗽，心中怔忡，饮食减少，两腿畏寒，诸药不效。张锡纯嘱其服生硫黄数月，数载沉疴乃愈。张锡纯的经验仅可参考，所用生硫黄产地等因素现已不可考，所以我们可以试用但以小量逐加为宜。

内用还可注意的一点是"发热疗法"。《中华临床中药学》中临床新用篇第一条记载，治疗中心性视网膜炎，用发热疗法，1%硫黄油1mL肌内注射，共4次，最多不超过6次，配合六味地黄汤，加减内服。治疗75例，有效率为92.9%。与此相类的还有2%的硫黄油悬液做臀部肌内注射，治疗红皮病有效的事实。这些应该是"硫黄原是火中精"作用在新时代的一种体现，内用后引起的全身发热，让郁滞于局部或整体的"热"得以疏解，"乃热因热用，以散阴中蕴积之垢热"。热之所以被局限，是因为有"阴寒"的笼罩，这种笼罩的消除需要温通发散之力，而硫黄"火中精"的威力用在此处，可谓恰到好处。

提到硫黄外用，最容易想到的是治疗疥疮。而如果只把硫黄当作治疗疥疮的专药，就太轻视这味内用补火热、外用散寒凝的药中大"将"了。最初做临床医生的时候，笔者就是把硫黄当作治疗疥疮的专药的，是给1位老妇人的治疗经历让笔者对于硫黄刮目相看。老妇人胳膊上长一疮，大如杏核，局限、表面粗糙、偶尔渗液，整体辨证为寒湿困阻，经内服外用治疗月余无效，有数周不见，再见时皮损已经消失，问如何好的，回答只用了一味硫黄，数日便见效。很久后随访，未再复发。这是硫黄第一次以辉煌的印象记录在我的脑海中。

后来笔者开始了对于痤疮的研究，在使用颠倒散（硫黄、大黄等量研末）时，切实地感到中药外用的确切的、可重复的疗效，可惜至今没有颠倒散的中成药出现在市场上为广大痤疮患者造福。在学习《疮疡外用本草》"硫黄"一节时，笔者看到了编者对于硫黄的高度评价："我国古代应用硫黄配方外治各种皮脂分泌异常的疾患如酒渣鼻、痤疮等证大约始于明朝，而且历代记载各种含有硫黄的方剂的资料也很丰富，且疗效亦相当满意。"这和笔者对于大量痤疮及相关疾患的临床治疗的体会是完全吻合的。

2005年后，笔者开始了对于银屑病的专项研究，得出了多数银屑病应从"温通发散汗"来治疗的初步结论。内用以发汗而解、得汗而解、解而得汗等思路不断递进取得了不错的疗效，但如何让皮损更快一些变化、让患者接受中医治疗的顺应性更强呢？这就需要一些强有力的、可重复的外用药，在反复地对比和试验中，硫黄再一次脱颖而出。这其中不可否认受了一些西医说法的影响，如"局部外用，在体温状态下，硫与皮肤接触，产生硫化氢；或与微生物或上皮细胞作用，氧化成五硫黄酸，从而有溶解角质、软化皮肤、杀灭疥虫等皮肤寄生虫及灭菌、杀真菌等作用"（见《中药大辞典》）。但真正让笔者将外治银屑病的主将定位于硫黄的还是那句"硫黄原是火中精"！有了这个思路后，笔者在临床上越来越灵活地将其他中药与硫黄相配，取得了很好的疗效，如硫黄和炮甲珠、皂角刺等配伍，硫黄和大黄、麻黄等配伍都有很好的效果。但是中医角度外用硫黄治疗疑难大病的资料却很少，笔者找到的只有门纯德先生治疗牛皮癣创立的外用方硫附膏和一本早年的书籍《人工硫黄浴与风湿性关节炎》，还有寥寥几篇介绍经验的文章。

213

实际上硫黄的外用不仅仅是以上讲到的，还可以治疗疖肿疮毒痈疽，治疗胬肉胼胝鸡眼，治疗汗斑癣疮蛲虫，治疗糜烂或浸润肥厚等瘙痒性皮肤疾患，以上疾病整体属阴证及局部、阶段性地出现阴证者（阴证简单讲就是不通）都可以考虑用硫黄长期及暂时"纠偏"。

综上所述，硫黄内用补火助阳通结，外用解凝杀虫疗疮，临床功效突出，值得继续研究推广。需要引起注意的是，用其利须预知其弊，正如《本草衍义》中讲的"石硫黄，今人用治下元虚冷……服之无不效。中病当便已，不可尽剂，世人盖知用而为福，不知用久为祸"。

附：最珍贵的，都是免费的

西方科学史上的"巨人"艾萨克·牛顿曾经说过："我不知道在别人看来，我是什么样的人。但在我自己看来，我不过就像是一个在海滨玩耍的小孩，为不时发现比寻常更为光滑的一块卵石或比寻常更为美丽的一片贝壳而沾沾自喜，而对于展现在我面前的浩瀚的真理的海洋，却全然没有发现。"

牛顿意识到在真理面前人和人类科学都还太幼稚、太渺小。虽然有很多人会"沾沾自喜"自己的一点点发现，但这丝毫不会影响人在"浩瀚的真理"面前的无知。正因为真理的浩瀚和人的渺小，注定在真理面前，科学家必须学会谦逊地思考。只有懂得仰视自然和真理的人才会真正地有所收获。

如牛顿那样，张英栋老师是懂得仰视真理的人，于是他总是以"在路上"自居，他一直在谦逊地、不懈地追寻着真理。有学者言："也许在追寻医学真理的道路上，所谓的大师也只不过是在半山腰上。"是否可以称得上大师，在笔者看来，需要看一个人所拥有的"思考的力量"及其所带来的"思想之产物"。

张英栋老师是一位不折不扣的"思考者"。这种思考的光芒绝不亚于西方哲学及科学史上诸位大师及其思想的指引力。而这种基于医学真理及事实的思考所带来的思想产物，对于银屑病患者而言，无疑是寒冬中的一缕春风。

但是，这缕春风何时可以吹暖银屑病这个学科却是难以预言的事情，人性有时过于展现它"固执"的一面，这让我想到了西方的一段历史。从公元6世纪到15世纪，将近1000年的时间，是欧洲历史上的"黑暗中世纪"。这段时间欧洲处于教会统治下，神主导一切，人性的光芒被完全淹没，就连哲学和自然科学都沦为教会统治下"恭顺的婢女"。然而，在14世纪中叶的欧洲暴发了一场大规模的"黑死病"，其蔓延之快与死亡率之高引起了全欧洲人的恐慌。当人们寄希望于所谓的上帝与神的时候，却发现自己已经陷入全然的无助——原来神不是万能的。据统计，这场浩劫在短短几年的时间内就夺去了欧洲将近1/3的人口，此后"余震"不断，恐惧依旧蔓延。于是有了文艺复兴运动中人们本能地要把"人"从"神"的桎梏中解脱出来，强调人性及人的本能。这个时期的雕像《大卫》和油画《蒙娜丽莎》无一不体现人体之健硕与人性之光芒。

历史总是惊人的相似，究竟要经历多少挫折才能迎来思想上的转变呢？

来张英栋老师这里的病人大都经历了疾病治疗的挫折甚至绝望：这辈子我都摆脱不了银屑病病魔了吗？我还有信心与勇气打开心扉去接纳人生中的另一半吗？我还有资格做妈妈吗？这对我的孩子公平吗？身体上的痛苦，心灵上的疑惑与折磨，如同雾霾一样氤氲不散……

多数病人坐在张英栋老师面前讲述了自己的痛苦以后，会期望老师开出他们理想中的"灵丹妙药"，以速瘥病痛，哪怕是昂贵的医药费也在所不惜。传统观念里，治病是大夫的事，遣方用药是大夫的职责所在，而理所当然地，病人只需要吃药就可以了。真实的情况是这样吗？显然不是。这种观念其实是"本末倒置"，医药只是帮助人体的，不能越俎代庖，人体自身的自愈能力才是祛病的关键。如果全靠了医药，舍本逐末，危哉危哉！

所以，张英栋老师临床的第一特色便是在"谁为治病之主体"的观念上为病人找出正确的方向——患者自己才是治病的主体。

银屑病是一种复杂的系统性疾病，与患者的素体、居住环境、工作环境、饮食习惯及心理状态等诸多因素密不可分。仅仅靠药物的力量去纠偏，而不良的生活习惯、不适宜的居住环境及不佳的心理状态依旧在"致病"，如此，不仅药物之真功难显，即使暂时能症状减轻，也只是阻断了病的表现，却并未截断病之来路。"冰冻三尺逐日寒"，致病因素的不断累积，终究会正不胜邪，人还会发病。只有病人真正意识到自己才是治愈疾病的主体，药物和医生只是辅助的时候，他们才会积极主动地去做对治愈疾病有益的事，不等、不靠、不抱怨。

同样的，"治病就是要吃药"的传统观念误导大家得出这样的结论：健康是用金钱换来的。于是找大夫，拿回中药、西药一大堆，患者已经习以为常。

而出乎患者的意料，张英栋老师有时候并不开药（我们所理解的传统意义上的"药"），而是针对病人之症处以"大剂量阳光"或者"温和、持续、低强度"的运动，又或者嘱咐病人回家吃羊肉、喝温酒去吧……

经常，张英栋老师会向我们传递这样的观念——最珍贵的东西，都是免费的，如空气、阳光、水、亲情、耐心与关怀……这些最珍贵的东西都在那里，但我们并不知道它们的可贵。这就需要教育和引导，如白天和黑夜，如热水和凉水，如厚衣服和薄衣服，如无感温度洗浴和热水洗浴……这些本来是患者本身都可以免费使用的事物，但是如何用却是个难题。自然是免费的，但是要真正懂得个体化、因人而异的"自然疗法"的可贵，却要付出很大的代价，甚至是以大段生命的幸福和健康为代价。为了让更多的患者少走弯路，张英栋老师积极地完善着"银屑病绿色健康集训营"，若非深谙"大道法自然"之理，谁会努力去走一条别的医生不知、不想、即使知道也不会去走的路呢。

217

鼓励患者亲近自然，顺应自然，与自然和谐相处，美其名曰"温润自然疗法"，是张英栋老师临床第二大特色。

老师临床第三大特色，当属"讲理"无疑。

我常常同张英栋老师开玩笑似地讲："您是我见过的最'讲理'的大夫！"老师对此也颇为自豪。人是一个完整的个体，这种完整性并不仅仅体现在中医理论中所讲的人的五脏六腑是密切相关的，还在于人是身与心的合体，其所思所想之复杂是人区别于动物最显著的特征。病人得病本身就已经很痛苦，如果走到医生面前寻求帮助时还是对于自己所患之病不明就里，那么，他既不能很好地配合大夫，也不能恰如其分地亲自思考。

因此，在与患者的沟通中，张英栋老师会尽量用简洁、通俗的语言向患者讲清楚得病的道理和治病的道理。这是一个让患者充分认识自我、反思自我的过程，往往是在这时候，病人意识到自己的症结所在，并以此为转折点，趋向健康，重塑自我。

"磨刀不误砍柴工"，老师的"讲理"之法便是一个"磨刀"的过程。"磨刀"希望能磨出懂得独立思考的、"合格"的患者。

张英栋老师"讲理"不只针对病人，也不只针对疾病。老师常常强调"理、法、方、药、量、用"六个方面，"理"不仅是第一位的，更会贯穿识症和论治的方方面面。如果不明理，治病无疑是在碰运气而已。张英栋老师临床遣方用药，必定是在心中有"理"之后。

有一次，笔者对于张英栋老师在临床上运用桂枝的剂量"之小"与"之大"，既感到好奇又颇为不解，于是空闲时间向张英栋老师求教。为什么有的方子里面桂枝仅仅 1g，而有的方子却要用上 300～500g，还要逐天或隔天加大剂量服用至 1000g 以上？桂枝虽不是附子、细辛这样的"虎狼之药"，但一天用 1000g 以上，笔者还是第一次领略。而老师的讲解也使笔者深刻意识到了"理"的重要性。所谓的讲理便是透过芸芸众生的表象去追寻颠扑不破的真理。笔者所存疑之处便是表象之惑。因时、因人、因病、因症之不同，自然有不一样的治病大法，不一样的方药、剂量和用法，而这其中都有各自的理。

我们每个人都应该懂得，世界上最珍贵的东西，都是免费的，它们都存在于"道"和"理"之中。但深究"道""理"、取法自然、机圆法活的医者却不会很多，而能够"运用之妙，存乎一心"者又少之又少。一位尊重人体的大夫，一位取法自然的大夫，一位讲理的大夫，自然会让病人离健康越近，离疾病越远，故曰"万病从健康论治"。

孙学达

2013 年 8 月 11 日于山西中医学院